Die Radiologische Klinik

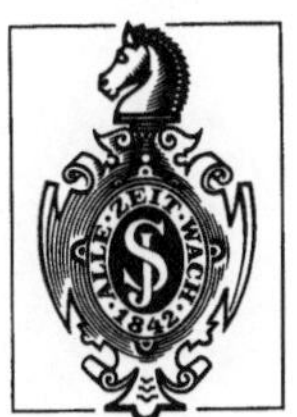

Hanno Botsch

Gallium-szintigraphie

Diagnostik bei
entzündlichen Erkrankungen und Tumoren

Mit 40 Abbildungen

Springer-Verlag
Berlin Heidelberg New York Tokyo 1985

Privatdozent Dr. med. HANNO BOTSCH
Radiologische Abteilung
St. Josefs-Krankenhaus
Hermann-Herder-Straße 1
D-7800 Freiburg

ISBN-13:978-3-540-13809-9   e-ISBN-13:978-3-642-70044-6
DOI: 10.1007/978-3-642-70044-6

CIP-Kurztitelaufnahme der Deutschen Bibliothek
Botsch, Hanno:
Galliumszintigraphie : Diagnostik bei entzündl.
Erkrankungen u. Tumoren / H. Botsch. – Berlin ;
Heidelberg ; New York ; Tokyo : Springer,
1985.
    (Die radiologische Klinik)
    ISBN-13:978-3-540-13809-9

Vorwort

Bis heute ist Gallium-67 (^{67}Ga) in der Nuklearmedizin die einzige routinemäßig verwendete Substanz für die Tumordiagnostik geblieben. Neben der Tumordiagnostik wird ^{67}Ga heute jedoch weit häufiger zur Diagnostik entzündlicher Prozesse eingesetzt.

Im internationalen Vergleich ist auffallend, wie wenig die Galliumszintigraphie in Deutschland genutzt wird. Bei ca. 2000 Untersuchungen pro Jahr sind es nur ca. 0,1% der nuklearmedizinischen Untersuchungen überhaupt (zum Vergleich: USA 7%). Aufgrund unserer Erfahrungen mit der Galliumszintigraphie bei der Diagnostik entzündlicher Prozesse und Tumoren, die in enger Verbindung mit Ultraschalluntersuchung, Computertomographie und Angiographie gewonnen wurden, haben wir den Wert der Galliumszintigraphie schätzen gelernt. Richtig eingesetzt ist sie ein außerordentlich effektives diagnostisches Verfahren, das, auch angesichts neuerer Methoden, einen festen Platz in der klinischen Routine einzunehmen vermag. Die heutigen Gammakameras, zunehmend ausgerüstet mit der für die Galliumszintigraphie optimalen Dreipeakmessung, sowie die Entwicklung neuer hochsensitiver Kollimatoren haben die methodischen Bedingungen für die Galliumszintigraphie ganz erheblich verbessert.

Gallium ist zwar kostenaufwendiger als Technetium, aber richtig eingesetzt dennoch ein kostengünstiges Verfahren, was sich uns in vielen Fällen, bei denen die Galliumszintigraphie die Diagnosefindung beschleunigte, bestätigte. Nach unseren Erfahrungen ergibt sich in einem 1000-Betten-Krankenhaus mindestens 2- bis 3mal wöchentlich eine Indikation für eine Galliumuntersuchung. Dies würde aber in Deutschland eine ca. 50fach höhere Anwendung gegenüber dem heutigen Stand bedeuten!

Dieses Buch möchte die vielfältigen Möglichkeiten der Galliumdiagnostik darstellen, technische Probleme bei der Galliumszintigraphie überwinden helfen und dem Nuklearmediziner eine Anregung geben, von dieser effektiven diagnostischen Methode Gebrauch zu machen.

Mein Dank gilt allen, die das Zustandekommen dieses Buches ermöglicht haben, den Mitarbeitern der Nuklearmedizin Dr. Savaser, Dr. Hadi-Yuana, Frau Seliger, Frau Simon, Frau Kowall, Frau Leskin, Frau Dorndorff, Herrn Zolfagari und Frau Dallinger (Freiburg). Ebenso gilt mein Dank dem Leiter der Radiologischen Klinik am Klinikum Charlottenburg, Herrn Prof. Dr. R. Felix, der die Diagnostik mit ^{67}Ga stets fördernd unterstützte. Frau Lux danke ich für die Herstellung der Manuskripts.

Freiburg, Winter 1984/85   HANNO BOTSCH

Inhaltsverzeichnis

1 Geschichtlicher Überblick

Die Anwendung von Galliumisotopen in der Medizin reicht bis in die späten 40er Jahre zurück. Dudley et al. (1950) fanden bei Verteilungsuntersuchungen mit ^{72}Ga, das im Reaktor von Oak Ridge hergestellt wurde, hohe Anreicherungen in Skelettabschnitten mit erhöhter osteogener Aktivität. Aufgrund dieser Untersuchungen nahmen sie an, daß sich Gallium für die Diagnostik und Therapie von Tumoren des Skeletts eignen könnte. Klinische Untersuchungen waren jedoch wenig erfolgversprechend (Van der Werff 1954; Brucer u. Bruner 1953). Der Einsatz von ^{72}Ga für die Diagnostik war durch die mäßige Qualität der damals zur Verfügung stehenden Detektorgeräte begrenzt. Für die Therapie von Knochentumoren war die Anreicherung im erkrankten Gewebe zu gering, außerdem war ^{72}Ga wegen der ungünstigen Strahlungseigenschaften für die Therapie nicht geeignet.

Nachdem ^{67}Ga, das im Unterschied zu ^{72}Ga weitgehend trägerfrei hergestellt werden konnte, zur Verfügung stand, stellte man jedoch überraschend fest, daß sich das Anreicherungsmuster des trägerfreien Isotopes deutlich von ^{72}Ga unterschied. Die Anreicherung im Knochen war deutlich niedriger, in Leber und Weichteilen wurde mehr Aktivität gefunden. Bei verlangsamter Blutelimination wurde die Aktivität mehr über den Darm ausgeschieden. Durch Zusatz von stabilem Gallium wurde wiederum ein Verteilungsmuster gefunden, das dem von ^{72}Ga völlig entsprach. Dieses Verteilungsmuster findet sich im Tierversuch, wenn mehr als 0,25 mg Ga/kg KG appliziert wird.

In den frühen 60er Jahren stand als weiteres Galliumisotop ^{68}Ga für medizinische Untersuchungen zur Verfügung. Dieses Isotop, ein Positronenstrahler mit einer Halbwertszeit von 86 min, ist ein Zerfallsprodukt des ^{68}Ga (HWZ 287 Tage).

Die mit ^{68}Ga erhaltenen Skelettszintigramme waren qualitativ ebensogut wie die mit dem damals zur Skelettszintigraphie eingesetzten ^{85}Sr.

^{68}Ga ist heute wiederum wegen seiner Anwendungsmöglichkeit für die Positronenemissionscomputertomographie (PET) interessant.

Zu Beginn der 60er Jahre, mit fortschreitender Entwicklung der Geräte, standen vermehrt Scanner zur Verfügung. ^{67}Ga bot aufgrund seiner physikalischen Eigenschaften gute Möglichkeiten zur Skelettszintigraphie.

Von Edwards u. Hayes (1969) wurden Untersuchungen über die Eignung von trägerlosem ^{67}Ga für die Skelettszintigraphie durchgeführt. Zur großen Überraschung fand sich gleich zu Beginn dieser Untersuchungen eine Anreicherung von ^{67}Ga in einem Hodgkin-Tumor. Durch diesen Zufallsbefund war

[67]Ga mit einem Mal ein erfolgversprechendes Nuklid für die Tumorszintigraphie geworden. In den darauffolgenden Jahren wurde in mehreren, z.T. multizentrischen Studien die Eignung des [67]Ga für die Tumorszintigraphie untersucht (Andrews et al. 1978; Johnson et al. 1977; Langhammer et al. 1972; Sauerbrunn et al. 1978; Edwards et al. 1970; Haubold u. Aulbert 1973; Lit. bei Teates et al. 1978).

Im Verlauf dieser Untersuchungen eröffnete wiederum ein Zufallsbefund ein neues Anwendungsgebiet für die Galliumszintigraphie: 1971 beobachteten Lavender et al. 2 Fälle einer Galliumanreicherung in entzündlichem Gewebe, einmal in einem Abszeß in der Mamma und einmal in einem Lungenabszeß. Diese „falsch-positiven" Befunde bei der Tumorszintigraphie wurden jedoch nicht als Einschränkung gesehen, sondern als neues Anwendungsgebiet der Galliumszintigraphie erkannt. 1972 wurde von Lomas u. Wagner auf den Wert der Galliumszintigraphie für die Diagnose der Cholezystitis hingewiesen. 1973 berichteten Littenberg et al. über 11 durch ^{67}Ga richtig diagnostizierte Fälle bei umschriebenen entzündlichen Prozessen. Mehr und mehr verschob sich in den 70er Jahren die Galliumanwendung von der Tumor- zur Abszeßszintigraphie, erkennbar auch an der Zahl der Publikationen. 1973 waren in einer Monographie über Gallium von Johnston noch 150 Seiten der Tumordiagnostik und 18 Seiten der Diagnostik von Entzündungen gewidmet. 1978 wird in einem von Hoffer et al. herausgegebenen Buch über die Galliumszintigraphie die Abszeß- und Tumordiagnostik etwa in gleichem Umfang abgehandelt.

In den letzten 5 Jahren erschienen eine Reihe von Arbeiten, die den Wert der Galliumszintigraphie bei verschiedenen interstitiellen Lungenerkrankungen und entzündlichen Herzerkrankungen aufzeigten.

2 Zur Anwendung der Galliumszintigraphie

Bei weltweit über 200 000 Untersuchungen mit ^{67}Ga (1977: 250 000) fällt auf, daß die Frequenz von Galliumszintigrammen regional recht unterschiedlich ist. Extrembeispiele sind die USA mit relativ vielen Untersuchungen (1982 180 000) und Westdeutschland mit jährlich kaum über 1000 (!) Untersuchungen.

Es scheint an dieser Stelle nicht unwichtig, auf die möglichen Gründe, weshalb die Galliumszintigraphie an vielen Kliniken nicht eingesetzt wird, einzugehen.

Ein wichtiger Grund dürfte sein, daß wegen der optimalen Eigenschaften des ^{99m}Tc alle anderen Isotope (so z. B. ^{201}Tl, ^{67}Ga), sowohl für den Nuklearmediziner als auch für den Kliniker, nur als Isotope zweiter Wahl gelten. Die Lesbarkeit der Gallium- und Thalliumszintigramme ist wegen der geringen Impulsraten schlechter. Die ständige Verfügbarkeit wie bei Technetium ist nicht gegeben, wodurch diese Untersuchungen gleichzeitig kostenungünstiger gegenüber Technetium werden. Zusätzlich, dies ist jedoch biologisch bedingt, liegt das Ergebnis der Untersuchung beim Galliumszintigramm meist erst 48 h nach der Injektion vor.

Besonders in Deutschland wird in der Literatur die Einsatzmöglichkeit des Galliums bei der Abszeßdiagnostik so gut wie nicht berücksichtigt, so daß hier auch noch ein Informationsrückstand hinzukommt.

Die Galliumszintigraphie – richtig eingesetzt – bietet dagegen, auch im Vergleich mit anderen nuklearmedizinischen Methoden, viele Vorteile:

1) Positive Darstellung des pathologischen Prozesses. Dies ist für die Diagnostik immer günstiger als ein Verfahren, bei dem der pathologische Prozeß durch einen Speicherdefekt dargestellt wird (z. B. Leberszintigramm).

2) Die Galliumszintigraphie ist nicht auf ein Organ beschränkt. Im Galliumszintigramm wird ein pathologischer Prozeß dargestellt, unabhängig davon, ob dieser *in* einem Organ, *zwischen* Organen oder *im Hohlsystem* eines Organes gelegen ist. Die Galliumszintigraphie hat daher nicht den Nachteil anderer nuklearmedizinischer Untersuchungen, bei denen jeweils nur ein Organ dargestellt werden kann.

3) ^{67}Ga eignet sich als Suchmethode. Bei vermutetem Entzündungsherd oder Tumor ohne ausreichenden Anhalt für dessen Lokalisation eignet sich die Galliumszintigraphie gut als Suchmethode, da der gesamte Körper in einer tolerablen Zeit szintigraphisch dargestellt werden kann.

Nuklearmedizinische Suchmethoden (z. B. Skelettszintigraphie, Szintigraphie zur Suche einer Blutungsquelle) haben heute allgemein einen größeren Stellenwert, da die reine Organdarstellung, wie z. B. der Leber, durch Ultraschalluntersuchung oder Computertomographie ersetzt wurde. Ultraschalluntersuchung und Computertomographie sind jedoch als Suchmethoden weniger gut geeignet.

3 Physikalische und biologische Eigenschaften

Gallium ist ein amphoteres Element mit der Ordnungszahl 31. Es ist ein Element der Gruppe III des periodischen Systems, in der auch die Elemente Indium und Aluminium stehen. Die stabilen Formen des Galliums haben die Massenzahlen 69 und 71 mit 3 Wertigkeiten $+1$, $+2$, $+3$. Außer ^{67}Ga wurden noch die künstlichen Isotope ^{72} und ^{68}Ga in Diagnostik und Therapie angesetzt. Der Positronenstrahler ^{68}Ga wird zukünftig für die Positronenszintigraphie möglicherweise eine wichtige Rolle spielen, da die Substanz von einem Mutternuklid mit einer langen Halbwertszeit eliminierbar ist. In toxischen Dosen (bis zu 70 mg/kg KG) wurden beim Menschen Brechreiz, Proteinurie, Anämie und Leukämie beobachtet (Dudley et al. 1949). Mit dem carrierfrei hergestellten ^{67}Ga wird für eine Untersuchung weniger als 10^{-7} mg/kg KG Gallium appliziert. Toxische Symptome wurden mit den verwendeten Präparaten bisher nicht beobachtet.

^{67}Ga wird trägerfrei (d.h. frei von stabilem Gallium) durch Protonenbeschuß eines Zinktargets im Zyklotron produziert. Es zerfällt mit einer physikalischen Halbwertszeit von 78 h durch Elektroneneinfang in den stabilen Zustand (^{67}Zn). Die Daten der dabei ausgesandten Gammastrahlen sind in Tabelle 1 aufgeführt. Die Abb. 2a (s. S. 11) zeigt das Spektrum des ^{67}Ga-Isotops.

Das Zyklotronprodukt ^{67}Ga-Chlorid hat einen pH-Wert von 2. Für die parenterale Injektion hat sich die Verbindung des Galliums in der Citratform als am günstigsten erwiesen.

Tabelle 1. Photopeaks von ^{67}Ga

Energie [keV]	Ausbeute [%]
93	41
185	23
300	18
394	4

3.1 Pharmakologie

Nach intravenöser Injektion wird der größte Teil der Aktivität an das Serumtransferrin gebunden. Das Ausmaß der Bindung an das Transferrin ist von mehreren Faktoren abhängig. Die Bindung ist vermindert bei erhöhter Gallium- oder erhöhter Citratkonzentration. Eisen konkurriert mit Gallium um Transferrinbindungsstellen, somit erniedrigt eine Eisenüberladung des Organismus die Galliumbindung an das Transferrin. Bei erniedrigter freier Bindungskapazität wird Gallium verstärkt im Skelett angereichert und über die Nieren ausgeschieden. Die Darmausscheidung und die Anreicherung in der Leber ist geringer. Gallium zeigt chemische Verwandtschaft mit Eisen. Der Ionenradius des Eisen- und Galliumions ist mit 0,64 Å und 0,62 Å nahezu identisch. Auch das biokinetische Verhalten beider Substanzen weist große Ähnlichkeiten auf. Ein wichtiger Unterschied zwischen beiden Substanzen besteht darin, daß Eisen im Gegensatz zu Gallium in vivo reduziert wird.

15–25% der Aktivität werden innerhalb der ersten 24 h über die Nieren ausgeschieden. Zu dieser Zeit weisen die Nieren die höchste Aktivitätskonzentration auf. Danach wird die Galliumaktivität nur langsam, mit einer biologischen Halbswertszeit von 25 Tagen, hauptsächlich über den Darm ausgeschieden. Sieben Tage nach Injektion beträgt die Ganzkörperretention ca. 65% der injizierten Dosis.

Zum üblichen Zeitpunkt der Szintigraphie, 48 oder 72 h nach Injektion der Aktivität, sind etwa 5% der Dosis in der Leber, 1% in der Milz, 2% in den Nieren und 24% im Skelett eingelagert. Weitere Organe mit relativ hoher Galliumanreicherung sind Darm, Lunge und Nebennieren.

Intrazellulär wird Gallium in den Lysosomen (Swartzendruber et al. 1971; Aulbert et al. 1976; Brown et al. 1976) und gebunden an Kernstrukturen, Mitochondrien und Mikrosomen gefunden (Ito et al. 1971 b). Ähnlichkeiten der intrazellulären Galliumverteilung mit der des Kalzium und Magnesium wurden von Anghileri (1973, 1975) mitgeteilt. Im Gewebe bindet sich Gallium neben Transferrin auch an andere Proteine, wie Ferritin und Laktoferrin. Laktoferrin hat zu Gallium eine stärkere Bindungsaffinität als Transferrin. Es liegt in hohen Konzentrationen in Leber, Milz, Knochenmark und Darm, sowie in Sekreten von Tränendrüsen, Speicheldrüsen und Mammae vor. Ein Teil der Anreicherung im normalen Spätszintigramm ist durch die Bindung des Galliums an Transferrin und Laktoferrin bedingt.

Der Mechanismus der Galliumanreicherung im Tumor oder in Entzündungen ist noch nicht vollständig geklärt. Die unterschiedlichen, sich z.T. widersprechenden Ergebnisse weisen darauf hin, daß mehrere Faktoren für die Anreicherung bestimmend sind.

3.2 Mechanismus der Galliumanreicherung in entzündlichen Prozessen

Einer der Faktoren für die Galliumanreicherung in entzündlichen Prozessen ist die Erhöhung der Gefäßpermeabilität (Tzen et al. 1980). Eine Anreicherung von ^{67}Ga in Leukozyten wurde beschrieben (Burleson et al. 1975). Die direkte In-vivo-Markierung der Neutrophilen dürfte jedoch eine untergeordnete Rolle spielen, da Neutrophile in vivo wenig Gallium anreichern (Tsan 1978; Weiner

et al. 1981). Swartzendruber u. Idoyaga-Vargas (1973) beobachteten eine hohe
^{67}Ga-Aufnahme in Makrophagen und eine niedrige in Granulozyten. Eine vor-
wiegende Anreicherung in Makrophagen würde auch den Befund einer ^{67}Ga-
Anreicherung im Abszeß bei Agranulozytose erklären (Tsan 1978; Dhawan et
al. 1978).

Die wesentliche Rolle bei der ^{67}Ga-Anreicherung in Entzündungen spielt
Laktoferrin, das eine hohe Bindungsaffinität zu Gallium ebenso wie zu Eisen
hat (Abb. 1). Dieses Protein wird von den Granulozyten am Ort der Entzündung sezerniert. Wright et al. (1979) konnten zeigen, daß Leukozytenexsudat
Gallium stark bindet und die Bindung mit der erhöhten Laktoferrinkonzentra-
tion im Exsudat korreliert. Offensichtlich wird Laktoferrin am Ort der Entzündung auch neu gebildet. Laktoferrin wird von Drüsenepithelzellen produziert
(Masson 1966) und in den meisten Sekreten von Schleimhäuten gefunden
(Masson 1966). Aufgrund seiner antimikrobiellen Eigenschaften (Bishop et al.
1976; Arnold et al. 1977; Reiter et al. 1975) kommt dem Laktoferrin eine
Schutzfunktion bei Schleimhautinfektionen zu. So wurde eine Neusynthese
von Laktoferrin bei Pankreatitis, Sialadenitis und Mastitis festgestellt (Figarella
et al. 1978; Harmon et al. 1976; Tabak et al. 1978).

Auch in Mikroorganismen selbst wird Gallium angereichert. Die Aufnahme
von Gallium in Mikroorganismen erfolgt dabei durch Siderophoren. Siderophoren sind von Mikroorganismen synthetisierte Chelatbildner mit niedrigem

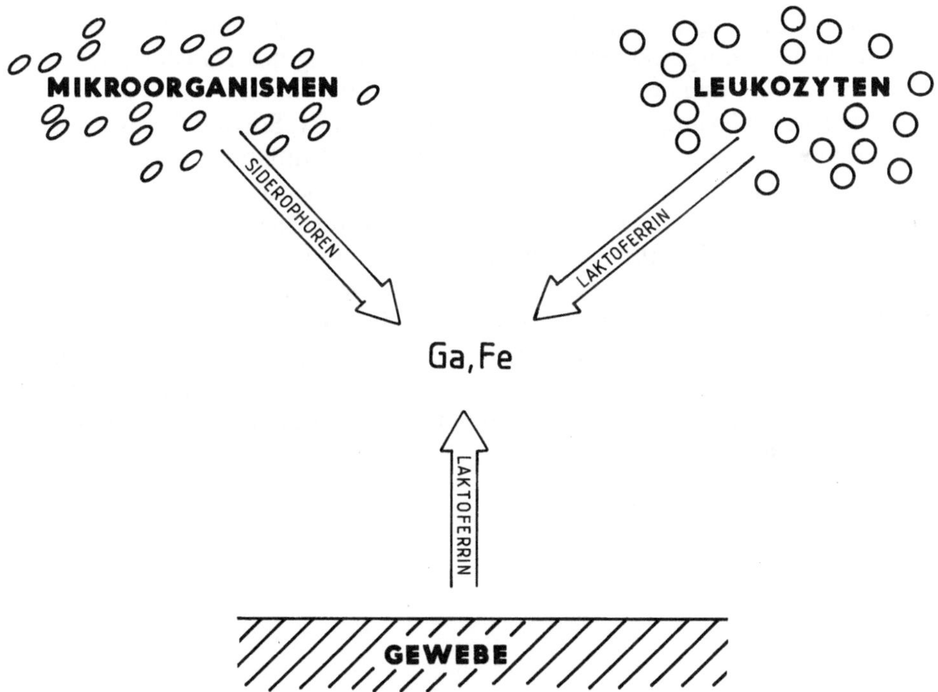

Abb. 1. Galliumbindung bei entzündlichen Prozessen

Molekulargewicht, die eine hohe Bindungsaffinität auch für Eisen besitzen. Die Produktion von Siderophoren stellt eine Adaptation der Mikroorganismen an den Eisenmangel der meisten Gewebe dar. Während Gallium zu Laktoferrin und Transferrin eine deutlich geringere Affinität als Eisen hat (Hoffer 1980[a]), ist die Affinität zu den von Mikroorganismen produzierten Siderophoren etwa gleich hoch. Gallium konkurriert so mit Eisen um die Bindungsstellen der Siderophoren (Emery u. Hoffer 1980). Der Gallium-Siderophoren-Komplex wird rasch von den Mikroorganismen aufgenommen.

3.3 Mechanismus der Galliumanreicherung im Tumor

Die initiale Galliumanreicherung ist wahrscheinlich durch die erhöhte Permeabilität der Tumorgefäße und durch den größeren Extrazellularraum bei Tumoren begünstigt (Ito et al. 1971 b; Winchell 1976; Winchell et al. 1970). Hayes et al. (1982) sind der Auffassung, daß eher das nichtproteingebundene ^{67}Ga vom Tumor aufgenommen wird, was sie damit begründen, daß bei Absättigung der Transferrinbindungsstellen die ^{67}Ga-Aktivität im Tumor ansteigt.

Andere Autoren betonen die Rolle des Transferrins bei der Galliumanreicherung im Tumor (Larson et al. 1978, 1979 b; Sephton u. Harris 1974). Danach wird Gallium in der Transferrinbindung in die Tumorzelle aufgenommen. Von Grunbaum et al. (1982) wurden im EMT-6-Sarkom der Maus ein transferrinbindendes Protein gefunden. Nach den Untersuchungen von Larson et al. (1981) wird in Tumorgewebekulturen eine Vermehrung der Transferrinrezeptoren vor der Zellteilung beobachtet, wobei die Eisenaufnahme direkt proportional zu den Veränderungen des Transferrinrezeptors ist. Sowohl Transferrin als auch Eisen werden für die DNS-Synthese benötigt (Rudland et al. 1977).

Neben Transferrin spielen auch andere Proteine bei der Galliumaufnahme in den Tumor eine Rolle, so ein von Hayes u. Carlton (1973) isoliertes Metalloprotein mit einem Molekulargewicht von 40000, ein von Lawless et al. (1978) beschriebenes galliumbindendes Glykoprotein, sowie ein Protein mit höherem Molekulargewicht (Clausen et al. 1974). Auch eine Galliumbindung an Ferritin (Shukla et al. 1982, Clausen et al. 1974), das in Tumorgewebe und Entzündungen nachweisbar ist, wurde beschrieben. Manche Tumoren enthalten Laktoferrin, dessen Bedeutung für die ^{67}Ga-Anreicherung in Entzündungen bereits beschrieben wurde.

4 Untersuchungstechnik

4.1 Untersuchungsgerät

Das Gerät der Wahl für die Galliumszintigraphie ist die Großfeldkamera, ausgerüstet mit einem Kollimator für höhere Energien. Untersuchungen mit ^{67}Ga sind jedoch auch mit einem normalen Scanner möglich, wenn längere Untersuchungszeiten in Kauf genommen werden.

Die entscheidenden Überlegungen bei der Szintigraphie mit der Gammakamera betreffen die Wahl des Kollimators und die Energieeinstellung.

4.2 Kollimator

Die beste Ortsauflösung wird mit einem „High-energy-Kollimator" erreicht, der für die Energien von 360 keV ausgelegt ist und in den meisten nuklearmedizinischen Abteilungen für die ^{131}J-Szintigraphie verwendet wird. Die höherenergetischen Photonen werden durch die Septen dieses Kollimators am besten abgeschirmt (Shinohara u. Koga 1981). Die Abbildungsqualität mit dem „Medium-energy-Kollimator" ist jedoch nur geringfügig schlechter, so daß wegen der besseren Zählraten dieser Kollimator zu bevorzugen ist. Zur Erzielung hoher Impulsraten werden neuerdings Kollimatoren mit quadratischer bzw. hexagonaler Bohrung angeboten, die ohne Verschlechterung der Bildqualität wesentlich höhere Impulsausbeuten gestatten. Verglichen mit älteren „High-energy-Kollimatoren" werden mit diesen „Medium-energy-Kollimatoren" bis zu 6fach höhere Zählraten erreicht (Sheakley et al. 1982)!

Es sollte also insbesondere bei Neubeschaffung eines Kollimators für höhere Energien erwogen werden, ob auf den „High-energy-Kollimator" zugunsten des „Medium-energy-Kollimators" verzichtet werden kann, zumal ^{131}J im diagnostischen Bereich durch das niederenergetischere ^{123}J zunehmend ersetzt wird.

4.3 Energieeinstellung

Moderne Gammakameras der meisten Hersteller sind für die Dreipeakmessung, d.h. also für die gleichzeitige Messung der 93-, 185- und 300-keV-Peaks ausgerüstet.

Bei Kameras, bei denen nur eine Einpeakmessung möglich ist, muß zwischen dem 93-keV- und 185-keV-Peak gewählt werden. Die Impulsraten des 93-keV-Peaks sind doppelt so hoch wie die des 185-keV-Peaks. Ein wichtiger und meist in der Praxis zu wenig beachteter Gesichtspunkt ist, daß die Meßeffizienz in den einzelnen Photopeaks von der Kristalldicke des für die Szintigraphie verwendeten Gerätes abhängt. Beim Scanner mit einer Kristalldicke von 2 Zoll werden aus dem 300-keV-Peak 25% der Impulse, bei einer Gammakamera mit einer Kristalldicke von ½ Zoll nur 10% der Impulse gemessen. Zudem gibt es wiederum Gammakameras mit unterschiedlicher Kristalldicke (½, ⅜ und ¼ Zoll). Bei der Dreipeakmessung mit einer Gammakamera mit einer Kristalldicke von ¼ Zoll erhält man die doppelte Impulsrate gegenüber einer Kamera mit einem Kristall von ½ Zoll Dicke ohne Verschlechterung der Bildqualität (Smith u. Boyd 1982).

Die gleichzeitige Erfassung von 2 Peaks durch ein großes Fenster ist wegen des erheblichen Streustrahlenanteils zwischen den Peaks nicht zu empfehlen. Dieser Anteil ist beim Patienten zudem noch höher als bei der Messung am Phantom (Abb. 2b). Entscheidet man sich bei der Einpeakmessung für den 93-keV-Peak, ist die Bildqualität etwas schlechter als bei der 185-keV-Peak-Messung, da der 93-keV-Peak im Streustrahlenbereich der höherenergetischen Peaks liegt (Abb. 3). Bei Phantomuntersuchungen beträgt die Sensitivität der 185-keV-Abbildung 80% gegenüber einer Sensitivität von 75% bei der 93-keV-Abbildung.

Überwiegend wird jedoch die Bildqualität im 93-keV-Peak für klinische Zwecke als ausreichend betrachtet. Der Vorteil der größeren Impulsausbeute überwiegt gegenüber der schlechteren Bildqualität. Nur bei sehr adipösen Patienten ist wegen des größeren Streustrahlenanteiles der 185-keV-Peak zu bevorzugen. Die Fensterbreite sollte bei allen Peaks mit 20% gewählt werden. Ob die Wahl eines asymmetrischen Fensters auch bei der Galliumszintigraphie zur Bildverbesserung führt, wie bei der Thalliumszintigraphie, ist bisher noch nicht geprüft worden.

4.4 Zeitvorwahl und Kontrolle der Abbildungseigenschaften

Die Untersuchungszeiten hängen von der Fragestellung, dem speziellen Speichermuster und den jeweiligen Gegebenheiten in der Klinik ab. Im allgemeinen werden pro Aufnahme 5–10 min benötigt. Als Anhaltspunkt für eine gute Bildqualität kann eine Impulszahl von 200 Impulsen pro cm^2 über der Le-

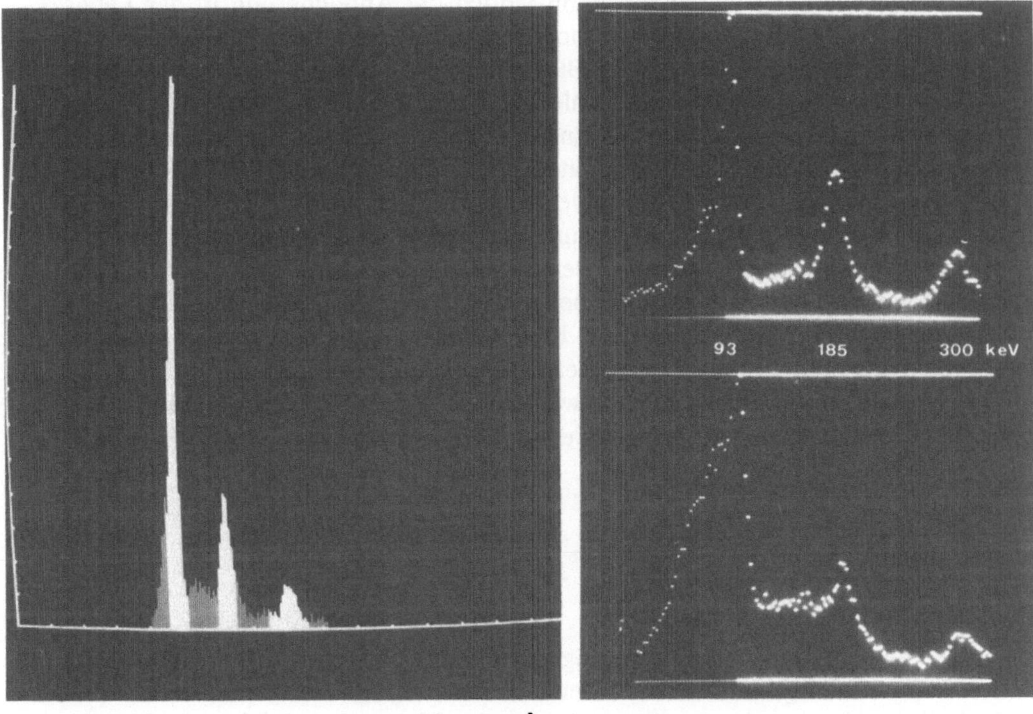

Abb. 2. a Spektrum des ^{67}Ga-Isotops. **b** Gammaspektrum mit der Gammakamera aufgenommen. Oben Phantom, unten Patient. Erhöhung des Streustrahlenanteiles zwischen dem 93-keV- und dem 185-keV-Peak sowie auf der niederenergetischen Seite des 93-keV-Peaks

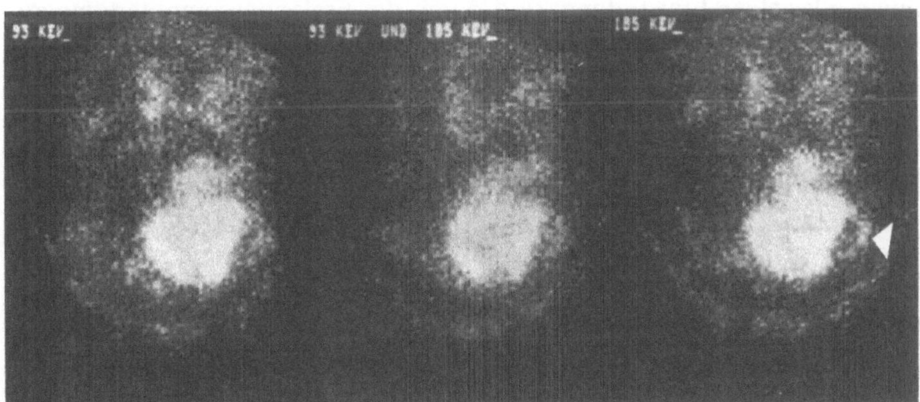

Abb. 3. Großer Tumor im Abdomen (Melanom), aufgenommen mit unterschiedlicher Wahl des Photopeaks (*links* 93-keV-, *rechts* 185-keV-, in der *Mitte* 93- und 185-keV-Peak) und in einem Energiefenster gemessen. Die Überlegenheit der Qualität des mit dem 185-keV-Peak aufgenommenen Szintigrammes zeigt sich an der Randstruktur links *(Pfeil)*

ber gelten (wie bereits erwähnt, kann jedoch die Anreicherung in der Leber durch Galliumanreicherung in Tumoren oder Entzündungen sehr variieren.). Die Gesamtimpulszahl beträgt pro Bild zwischen 50 000 und 300 000 Impulsen. Aufnahmen mit geringen Impulszahlen, z. B. mit 20 000 Impulsen, können ausreichend sein, wenn Gallium als Suchmethode eingesetzt wird oder für die Szintigraphie der unteren Extremitäten. Generell empfiehlt sich bei der Galliumszintigraphie, da die Meßprobleme doch differenzierter sind als bei der Szintigraphie mit ^{99m}Tc, die Abbildungseigenschaften durch einfache Phantome (z. B. ^{67}Ga-Spritze in einem Wassereimer) zu überprüfen. Dabei sind Aktivitätshistogramme des computergespeicherten Bildes für eine Objektivierung ausreichend. Auch die Prüfung der Energieeinstellung sowie die Prüfung der Gammakameralinearität sollte bei der Galliumszintigraphie häufiger und sorgfältiger erfolgen, als dies normalerweise für die Technetiumszintigraphie für notwendig erachtet wird (Chapman et al. 1980).

4.5 Tomographie

Durch die Emissionscomputertomographie (ECT) lassen sich die Ergebnisse der Galliumszintigraphie entscheidend verbessern. Mit der tomographischen Technik erhöht sich der Quotient Aktivität im Zielorgan/Aktivität der Umgebung (Target/Non-Target). Somit erhält man kontrastreichere Bilder. Die Verbesserung des Quotienten Target/Non-Target führt zu einer verbesserten Ortsauflösung, d. h. es können kleinere Prozesse mit vermehrter ^{67}Ga-Anreicherung oder Prozesse mit nur mäßiger ^{67}Ga-Anreicherung nachgewiesen werden, die bei nichttomographischer Technik nicht erkennbar wären. Messungen zur quantitativen ^{67}Ga-Anreicherung, z. B. als Anhaltspunkt für die Aktivität eines Tumors oder einer Entzündung, sind durch die Emissionscomputertomographie genauer (Waxmann et al. 1982; O'Donnel 1983). Schließlich ist durch die genauere anatomische Zuordnung im Transversalschnitt eine bessere Lokalisation der ^{67}Ga-Aktivität möglich. Die bisher vorliegenden Studien über die Emissionscomputertomographie mit ^{67}Ga lassen eine Verbesserung der Galliumszintigraphie bereits erkennen (Yui u. Akiyama 1982; Hattori et al. 1982; Burdine et al. 1979).

4.6 Vorbereitung des Patienten

Im Abdomen verursacht die Darmaktivität häufig Probleme bei der Interpretation der Szintigramme. Durch die Darmaktivität kann entweder ein pathologischer Befund verborgen bleiben oder aber vorgetäuscht werden. Eine Reihe verschiedener Verfahren zur Kolonreinigung vor der Galliumszintigraphie wurde vorgeschlagen. Bakshi u. Parthasarathi (1974) beobachteten gute Ergebnisse mit Magnesium und Cascara; Zeman u. Ryerson (1977) sowie Silberstein et al. (1981) fanden keinen Unterschied zwischen unvorbereiteten Patienten und Patienten, die mit Magnesium und Dulcolax bzw. Cascara vorbereitet worden waren.

Bei einem Vergleich unterschiedlicher Darmreinigungen (High fiber, Rizinusöl, Magnesium und Cascara) mit nichtvorbereiteten Patienten fanden Novetsky et al. (1981) einen signifikanten Unterschied zwischen nichtvorbereiteten Patienten und Patienten, die mit High fiber oder Rizinusöl vorbereitet waren. Sie empfehlen eine kombinierte Vorbereitung mit High fiber und Rizinusöl. Bei Patienten, die Rizinusöl nicht tolerieren, führen sie die High-fiber Diät allein durch (Turner et al. 1982).

Bei der Frage der Patientenvorbereitung sollte jedoch die von Novetsky mitgeteilte außerordentlich geringe Compliance der Patienten bei derartigen Maßnahmen berücksichtigt werden (Novetsky et al. 1981).

Es ist dennoch generall eine Vorbereitung wie vor der Röntgenuntersuchung des Kolons zu empfehlen. Bei manchen Patienten muß wegen des schlechten Allgemeinzustandes auf eine Vorbereitung verzichtet werden, oder aber die zeitliche Verzögerung durch die Vorbereitung ist nicht vertretbar.

4.7 Applikation

^{67}Ga wird intravenös appliziert. Im allgemeinen wird eine Dosis von 2–5 mCi gegeben; wegen der geringen Zählrate wird eher die höhere Dosis bevorzugt. In den USA werden in einigen Kliniken 10 mCi appliziert. Ist ^{67}Ga nicht ausreichend verfügbar, kann bei Dosensplitting auch mit 1 mCi untersucht werden, wenn längere Untersuchungszeiten in Kauf genommen werden. Bei Kindern wird eine Dosis von 50 µCi/kg KG gegeben.

4.8 Untersuchungszeit

Normalerweise wird der Patient 48 h nach der Injektion untersucht, da zu diesem Zeitpunkt i.allg. eine optimale Relation zwischen Tumor (bzw. Abszeß) und Hintergrundaktivität erreicht wird. Um schnell zu einem diagnostischen Ergebnis zu kommen, empfiehlt es sich, schon nach 24 h zu untersuchen, gegebenenfalls schon nach 6 h. Bei einem negativen Befund 6 h nach Injektion darf ein Abszeß nicht ausgeschlossen werden, da viele Abszesse erst zu einem späteren Zeitpunkt eine Galliumanreicherung aufweisen. Ein frühes Szintigramm nach 6 h kann andererseits deshalb wertvoll sein, da zu diesem Zeitpunkt auch die Leber- und Darmaktivitäten niedrig sind.

5 Das normale Galliumszintigramm

Während der ersten 24 h nach der intravenösen Applikation werden bis zu 25% der Dosis über die Nieren ausgeschieden. Bis dahin ist mit einer erhöhten Aktivitätsanreicherung in den Nieren und ableitenden Harnwegen zu rechnen. Ein normales Galliumszintigramm 72 h nach Injektion zeigt die Abb. 4. Die Aktivität wird hauptsächlich in der Leber, der Milz und im Skelett angereichert.

5.1 Kopf

Im Kopfbereich findet sich Aktivität in der Nase, den Tränen- und Speicheldrüsen, dadurch kann die Interpretation der Szintigramme im Bereich des Gesichtsschädels gelegentlich erschwert sein. Die ^{67}Ga-Aufnahme durch die Tränendrüse ist gewöhnlich seitengleich, durch die manchmal auftretende

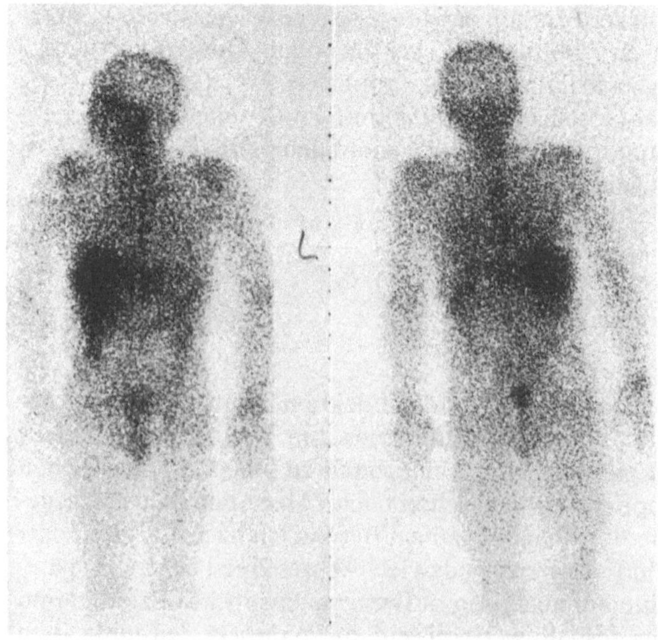

Abb. 4. Normales Galliumszintigramm in anteriorer und posteriorer Projektion

unilaterale physiologische Aufnahme kann eine pathologische Aktivität vorgetäuscht werden. Nach Bestrahlungen im Kopf- und Halsbereich kann die ^{67}Ga-Aufnahme in den Speicheldrüsen verstärkt sein.

5.2 Thorax

Im Thorax wird die Aktivität in Sternum, Scapulae, Claviculae, Rippen und Wirbelsäule angereichert. Insbesondere kann die Aktivitätsanreicherung im Sternum betont sein und die diagnostische Interpretation erschweren. Laterale oder schräge Projektionen können in solchen Fällen notwendig sein, um die ^{67}Ga-Aktivität des Sternums von einer Aktivitätsanreicherung im Mediastinum zu unterscheiden. Gelegentlich kann ^{67}Ga in der weiblichen Brust akkumuliert sein (Abb. 5), insbesondere bei Stimulierung durch Östrogene, Gestagene (Kontrazeptiva), in der Schwangerschaft oder unter Laktation. Vermehrte Aktivität in den Lungen wird nach lymphographischer Untersuchung beobachtet. Innerhalb eines Tumorstagingprogrammes ist es daher wichtig, die ^{67}Ga-Szintigraphie vor der Lymphographie durchzuführen.

Eine ^{67}Ga-Aktivität wird gelegentlich im Thymus bei Kindern beobachtet (Bekerman et al. 1978; Handmaker u. O'Hara 1977; Johnson et al. 1978; Edeling 1978), insbesondere nach Zytostatikatherapie (Donahue et al. 1981).

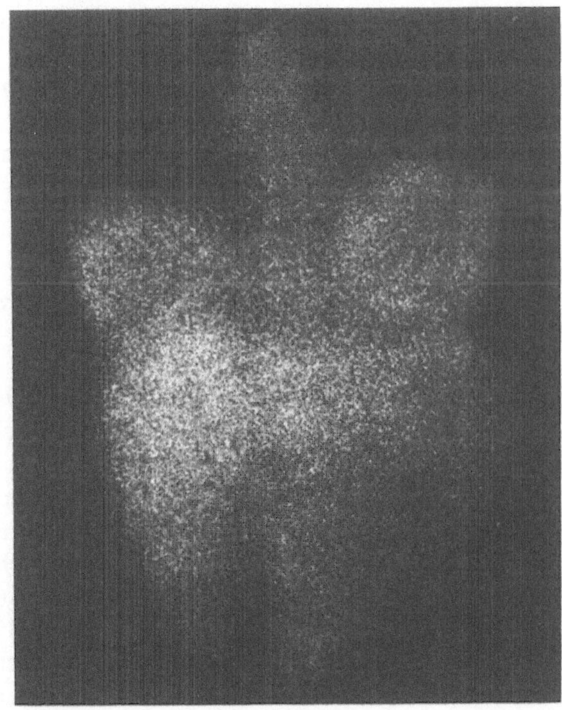

Abb. 5. Galliumanreicherung in den Mammae

5.3 Abdomen

Die Aktivität ist hauptsächlich in Leber, Milz, Skelett und Kolon nachweisbar. Die Anreicherung in den Cristae iliacae ist dabei eine hilfreiche Orientierung, um eine pathologische ^{67}Ga-Anreicherung im Abdomen zu lokalisieren.

Eine verminderte Anreicherung in der Leber kann durch konkurrierende ^{67}Ga-Anreicherung in einem Tumor oder entzündlichen Prozeß bedingt sein. Chemotherapie, Bluttransfusionen und Eisentherapie können die Aufnahme des ^{67}Ga in der Leber ebenfalls beeinflussen, so daß ein Galliumszintigramm entsteht, das ähnlich wie ein Knochenszintigramm aussieht.

Probleme kann die Aktivitätsanreicherung im Kolon bereiten. Häufig gelingt zwar eine Identifizierung der Kolonaktivität durch die Konfiguration und Lage, schwierig ist jedoch die Abgrenzung im Sigma und im Bereich der Flexuren. ^{67}Ga-Anreicherungen im Kot können durch Lageveränderung in einem zu einem späteren Zeitpunkt durchgeführten Szintigramm erkannt werden. Durch Kontrastuntersuchungen mit Barium vor der ^{67}Ga-Szintigraphie können Aktivitätsanreicherungen im Dünndarm verursacht sein, wodurch Tumoren oder Abszesse vorgetäuscht werden können. Erhöhte ^{67}Ga-Anreicherung in den Nieren kann bei Pyelonephritis, akuter tubulärer Nekrose (Kumar u. Coleman 1976; Staab u. McCartney 1978) Wegener-Granulomatose (Kumar u. Coleman 1976), medikamentenverursachter interstitieller Nephritis (Henkin 1978), Polyarthritis nodosa (Kumar u. Coleman 1976), Harnstauung, Tuberosklerose (Rashad et al. 1979) und renaler Amyloidose (Bekerman u. Vyras 1976; Banzo-Marraco et al. 1981) beobachtet werden.

Im Becken kann die Aktivität in der Blase, im Rektum sowie in den Beckenknochen zu diagnostischen Problemen führen. Nach den Untersuchungen von Pelosi et al. (1981) wird bei nichtentzündlichen und benignen Prozessen der weiblichen Genitalorgane keine vermehrte ^{67}Ga-Anreicherung gefunden.

5.4 Beeinflussung der Galliumverteilung durch Medikamente

Eine verstärkte Galliumeinlagerung im Skelettsystem bei verminderter Einlagerung in Leber, Weichteilen und Tumor wird nach vorausgegangener Zytostatikatherapie beobachtet.

Dieses Speichermuster findet sich auch nach Eisentherapie.

Wenn Eisen oder Desferroxamin *nach* Gallium injiziert werden, ist die Tumoranreicherung nur wenig tangiert, so daß sich die relative Anreicherung im Tumor oder Abszeß durch die beschleunigte Ausscheidung der Aktivität verbessert (Oster et al. 1980; Sephton 1979; Smith 1982; Larsen et al. 1978). Diese, v. a. im Tierversuch gewonnenen, erfolgversprechenden Ergebnisse sind bisher noch nicht ausreichend durch klinische Studien abgesichert.

Auch durch Verbindungen von Gallium, entweder mit dem synthetischen Siderophor LICAM-C (Moerlein et al. 1982), mit NTA (Nitrilotriessigsäure) oder DTPA (Diäthylentriaminpentaessigsäure) (Rayudu et al. 1982) ergab sich eine Anhebung des Quotienten Tumor/Background bzw. Abszeß/Background. Möglicherweise lassen sich die Ergebnisse der Galliumszintigraphie in Zukunft durch eine „modifizierte" Galliuminjektion noch verbessern.

6 Strahlenbelastung

In der Tabelle 2 sind die einzelnen Organbelastungen angegeben. Wie aus der Tabelle zu ersehen ist, sind die Organe mit der höchsten Strahlenbelastung Dickdarm, Knochenmark und Milz.

Tabelle 2. Strahlenbelastung durch ^{67}Ga

	[rd/mCi]
Magen	0,22
Dünndarm	0,36
Oberer Dickdarm	0,56
Unterer Dickdarm	0,90
Ovar	0,28
Testes	0,24
Niere	0,41
Leber	0,46
Knochenmark	0,58
Milz	0,53
Ganzkörper	0,26

Tabelle 3. Strahlendosis in Leber, Milz und wachsender Epiphyse bei Kindern. (Nach Stephen et al. 1983)

	[rd/mCi]
Leber	3 – 4
Milz	0,5– 7
Wachsende Epiphyse	2,3–14,3

Bei Kindern ist die hohe individuelle Streubreite sowie die höhere Belastung der wachsenden Metaphyse zu beachten (Tabelle 3).

7 Galliumszintigraphie bei entzündlichen Prozessen

Während Gallium ursprünglich zur Tumordiagnostik verwendet wurde, wird es heute überwiegend zur Diagnostik entzündlicher Prozesse eingesetzt. Hiervon wiederum ist der hauptsächliche Einsatzbereich die Aufklärung entzündlicher Prozesse des Abdomens.

7.1 Abdomen

Einen Überblick über die verschiedenen Möglichkeiten einer pathologischen Aktivitätsanreicherung in Abdominalorganen gibt die Abb. 6.

Wie aus der Abbildung ersichtlich, ist die szintigraphische Abbildung durch Gallium nicht wie bei anderen nuklearmedizinischen Methoden an ein Organ oder eine Organgruppe gebunden. Sie kann sowohl in parenchymatösen Orga-

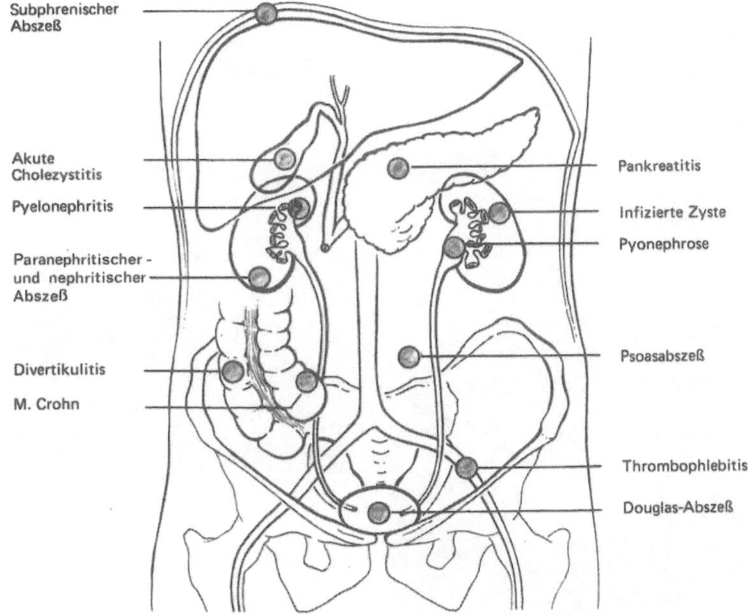

Abb. 6. Mögliche Lokalisation und Diagnose durch Galliumanreicherung im Abdomen

nen, wie Leber oder Milz, gelegen sein als auch in präformierten Hohlräumen, wie Harn- und Gallenwegen; oder sie kann zwischen Organen gelegen sein, wie z. B. beim subphrenischen Abszeß oder beim Abszeß in der Muskulatur.

7.1.1 Intraabdominelle Abszesse

Der Nachweis intraabdomineller Abszesse stellt auch heute trotz verbesserter diagnostischer Methoden häufig ein großes Problem dar (Connell et al. 1980). Die große klinische Bedeutung, insbesondere bei postoperativen Abszessen, ergibt sich aus einer hohen Morbiditäts- und Mortalitätsrate (Moir u. Robius 1982; Fry 1980; Connell et al. 1980; Altemeier et al. 1973). Das klinische Bild ist nicht selten uncharakteristisch mit verzögerter Erholung des Patienten und z. T. nur geringer Temperaturerhöhung. Eine unverzügliche diagnostische Abklärung ist daher zur Einleitung einer Drainage des Abszesses und angemessenen antibiotischen Behandlung erforderlich.

Die Galliumszintigraphie zur Diagnostik abdomineller, insbesondere postoperativer Abszesse ist eine der dankbarsten Untersuchungen in der nuklearmedizinischen Diagnostik überhaupt. Da die Anreicherung des Galliums in entzündlichen Prozessen entscheidend von der Aktivität der Entzündung abhängt und sich klinisch die Frage einer postoperativen Infektion spätestens 14 Tage nach dem Eingriff stellt, ergibt sich eine hohe Trefferquote beim Nachweis eines Abszesses durch die Galliumszintigraphie. Durch die hohe entzünd-

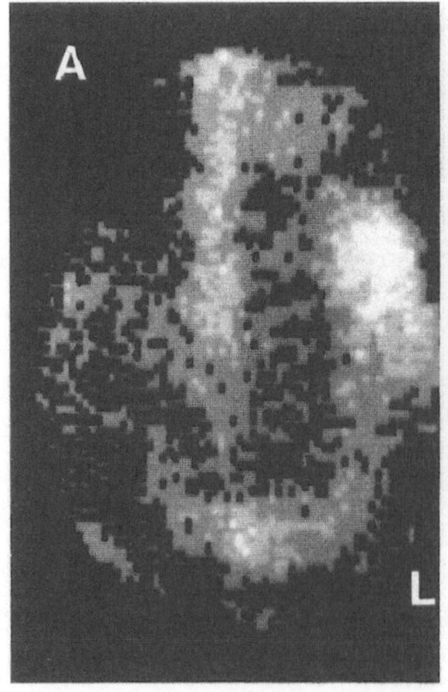

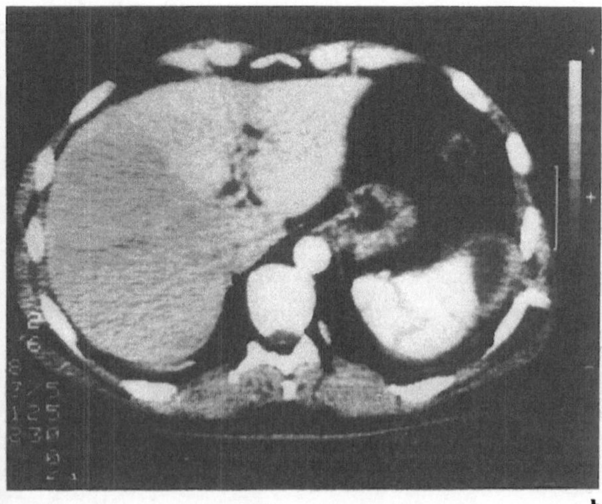

Abb. 7a, b. Kleiner Abszeß im Bereich der Milzloge. **a** Szintigramm, **b** Computertomogramm

20

liche Aktivität lassen sich auch verhältnismäßig kleine Abszesse von 2–3 cm Durchmesser nachweisen. Die Abb.7 zeigt einen solchen verhältnismäßig kleinen Abszeß subphrenisch links, der mit der geringen Aktivität von 0,8 mCi ^{67}Ga sicher nachgewiesen werden konnte. Da beim postoperativen Abszeß eine möglichst schnelle Diagnosestellung wünschenswert ist, empfiehlt es sich, die Erstuntersuchung bereits nach 6 h durchzuführen. Ein Teil der Abszesse zeigt in dieser Zeit bereits eine positive Galliumanreicherung. Fällt die erste Untersuchung negativ aus, ist eine Untersuchung nach 24 und 48 h erforderlich. Die Abb.8 zeigt ein Beispiel eines postoperativen Abszesses, bei dem die Entzündung erst nach 48 h deutlich sichtbar wurde.

Trotz der außerordentlich guten Leistungsfähigkeit der Galliumszintigraphie beim Nachweis abdomineller Abszesse bedarf es einer genauen Kenntnis der diagnostischen Schwierigkeiten und Fehlermöglichkeiten.

7.1.1.1 Probleme bei der Diagnostik abdomineller Prozesse

Abgrenzung der entzündlichen Aktivität von der Darmaktivität. Insbesondere bei den postoperativen Zuständen kann häufig wegen des reduzierten Allgemeinzustands der Patienten eine ausreichende Reinigung des Darms nicht vorgenommen werden. Bei Verdacht auf subphrenischen Abszeß links ist die Darmaktivität bisweilen schwierig abzugrenzen. Hier kann die Aktivität in der Flexura lienalis störend sein. Weiterhin kann die Unterscheidung zwischen subhepatischen Abszessen und der Aktivität im Colon transversum bzw. in der Flexura hepatica schwierig sein. Die Abb.8 und 9 zeigen Beispiele einer Aktivitätsanreicherung bei postoperativen Abszessen, in denen die Aktivitätsanreicherung in unmittelbarer Nähe des Kolons gelegen ist.

Narbengewebe. Durch Operation bedingtes Narbengewebe führt in der Heilungsphase ebenfalls zu einer Aktivitätsanreicherung. Eine genaue anatomi-

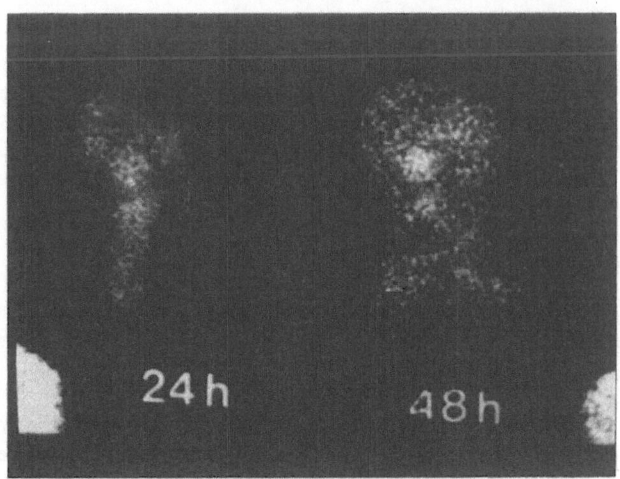

Abb.8. Subhepatischer Abszeß. Eindeutige Aktivitätsanreicherung erst nach 48 h

sche Zuordnung der Narben zum Galliumszintigramm ist daher zur Vermeidung von Fehldiagnosen erforderlich. Beispiele einer Aktivitätsanreicherung im Narbengewebe zeigen die Abb. 10, 11 und 12.

Abszeß oder diffuse Entzündung? Das Galliumszintigramm weist nur den entzündlichen Prozeß als solchen nach. Nur bis zu einem gewissen Grade läßt sich

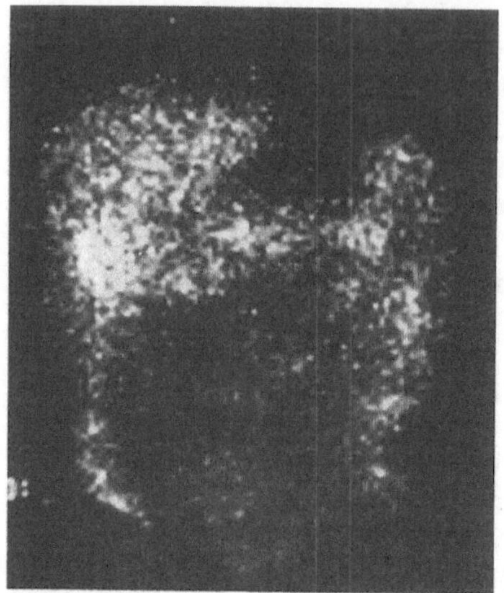

Abb. 9

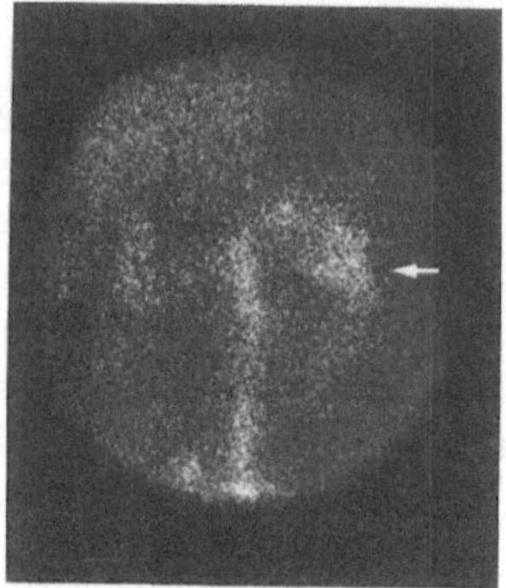

Abb. 10

Abb. 9. Subhepatischer Abszeß
Abb. 10. In der Mitte des Abdomens verlaufende Galliumanreicherung durch OP-Narbe. Gleichzeitig Pyonephrose links *(Pfeil)*

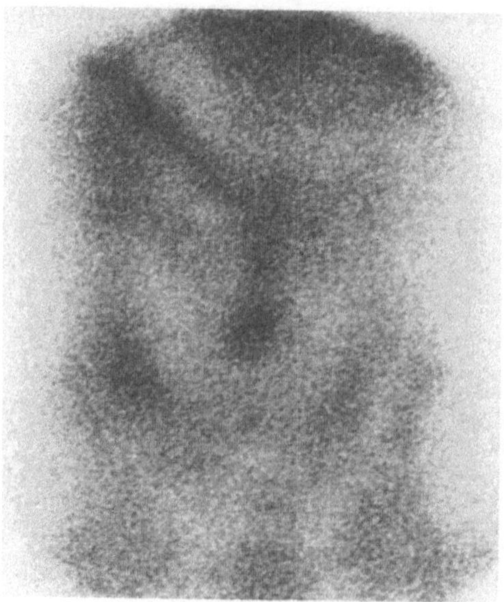

Abb. 11. Galliumanreicherung in OP-Narbe. Schwache Anreicherung auch im Kolon

22

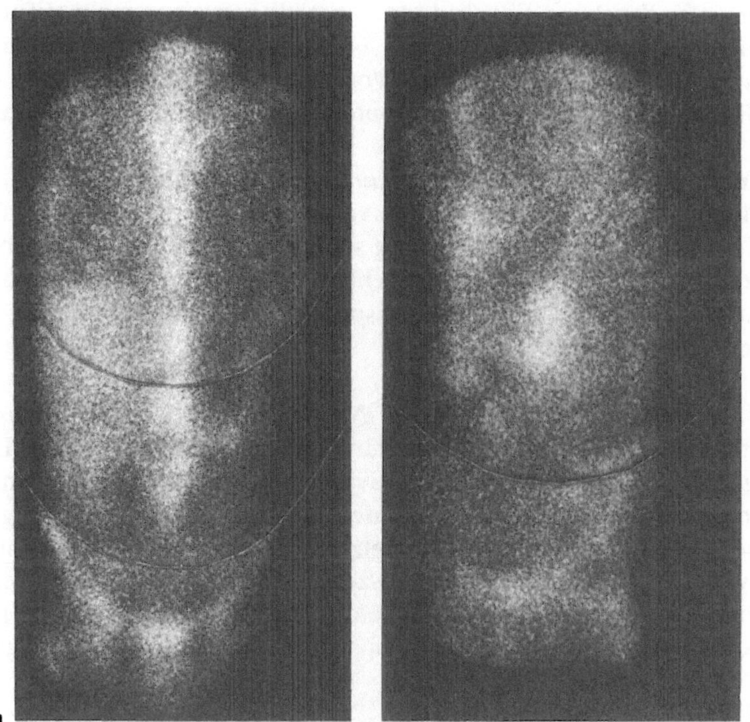
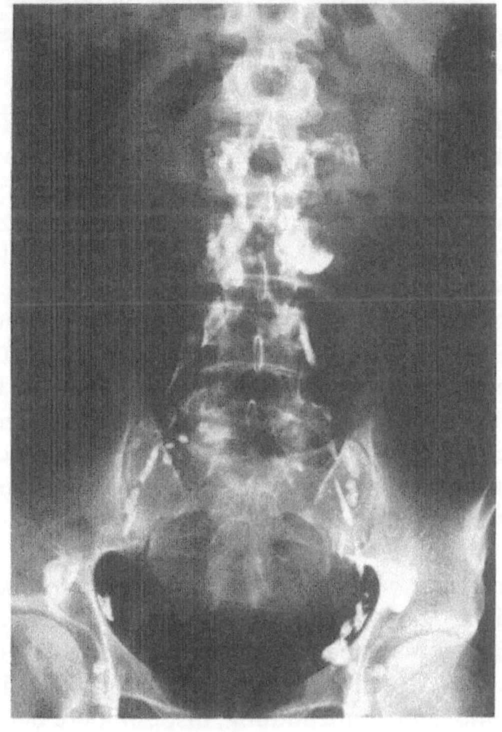

Abb. 12a–c. Morbus Hodgkin. Zustand
nach Laparotomie. Durch die Aktivitätsanreicherung in der Laparotomienarbe
wird im anterioren Bild **(a)** die Galliumanreicherung in den paraaortalen
Lymphknoten **(b)** maskiert. Durch die
Schrägaufnahme wird die Aktivitätsanreicherung in den Lymphknoten frei-
projiziert. Lymphographischer Befund
von demselben Patienten **(c)**

eine umschriebene Entzündung (Abszeß) von einer mehr diffusen entzündlichen Ausbreitung differenzieren. Ist der entzündliche Prozeß nachgewiesen, ist es immer empfehlenswert, das Vorliegen einer Einschmelzung durch gezielte Ultraschalldiagnostik oder computertomographische Untersuchung zu sichern.

Subphrenischer Abszeß oder Pleuraerguß? Da auch in einem entzündlichen Pleuraerguß die Galliumaktivität vermehrt ist, kann es manchmal bei Vorliegen eines solchen Ergusses schwierig sein, einen zusätzlichen subphrenischen Abszeß nachzuweisen oder auszuschließen. In diesen Fällen muß mit Hilfe der Ausdehnung des Pleuraergusses sowie Aufnahmen in Seitenlage eine Klärung versucht werden.

Ältere Abszesse können sich dem Nachweis entziehen. Die Intensität der Galliumanreicherung ist von der entzündlichen Aktivität abhängig. Bei älteren Abszessen ist dies gut an dem aktivitätsfreien Zentrum zu erkennen (Abb. 13). Schwierigkeiten ergeben sich jedoch, wenn der Abszeß sehr ausgedehnt ist und wenn bei ausgedehnter Einschmelzung nur noch eine geringe entzündliche Aktivität am Rande besteht. Ein Abszeß kann dann im Galliumszintigramm völlig stumm sein oder aber nur an der aktivitätsfreien Zone durch die große entzündliche Einschmelzung zu erkennen sein, wie auf der Abb. 13 dargestellt ist.

7.1.1.2 Stellenwert der Galliumszintigraphie beim Nachweis entzündlicher Prozesse im Abdomen im Vergleich zur Ultraschalldiagnostik und Computertomographie

Ultraschalldiagnostik. Das sonographische Bild eines Abszesses kann sehr unterschiedlich sein, von einer völlig homogenen zystenähnlichen bis zu einer soliden Raumforderung. Zumeist sind gleichzeitig verschiedene Echomuster nachzuweisen. Häufig erscheinen die Abszesse unregelmäßig in der Kontur und zeigen einen Randwall. Die Ultraschalldiagnostik ist eingeschränkt durch Darmgas oder Rippenüberlagerung. Auch kleine Abszesse können sich dem Nachweis entziehen. Falsch-positive Befunde können sich aus flüssigkeitsgefüllten Strukturen, besonders flüssigkeitsgefüllten Darmschlingen, Tumorgewebe, ödematösem Gewebe in der Nähe von Kolonanastomosen ergeben. Auch Hämatome, Aszites, Pankreaspseudozysten oder einfache Zysten können Schwierigkeiten bei der Differentialdiagnose bereiten. Verbände, Wunden, Drainagen und enterokutane Stomas können die Untersuchung erschweren bzw. eine diagnostische Abklärung unmöglich machen.

Computertomographie. Charakteristisch sind Raumforderungen mit geringer Dichte (2–25 Houndsfield-Einheiten), einem Rand mit höherer Dichte und Dichtezunahme (Enhancement) nach intravenöser Kontrastmittelgabe.

Ein Vorteil der Computertomographie ist in der guten anatomischen Zuordnung der Entzündung, insbesondere bei der Fragestellung nach intra- oder

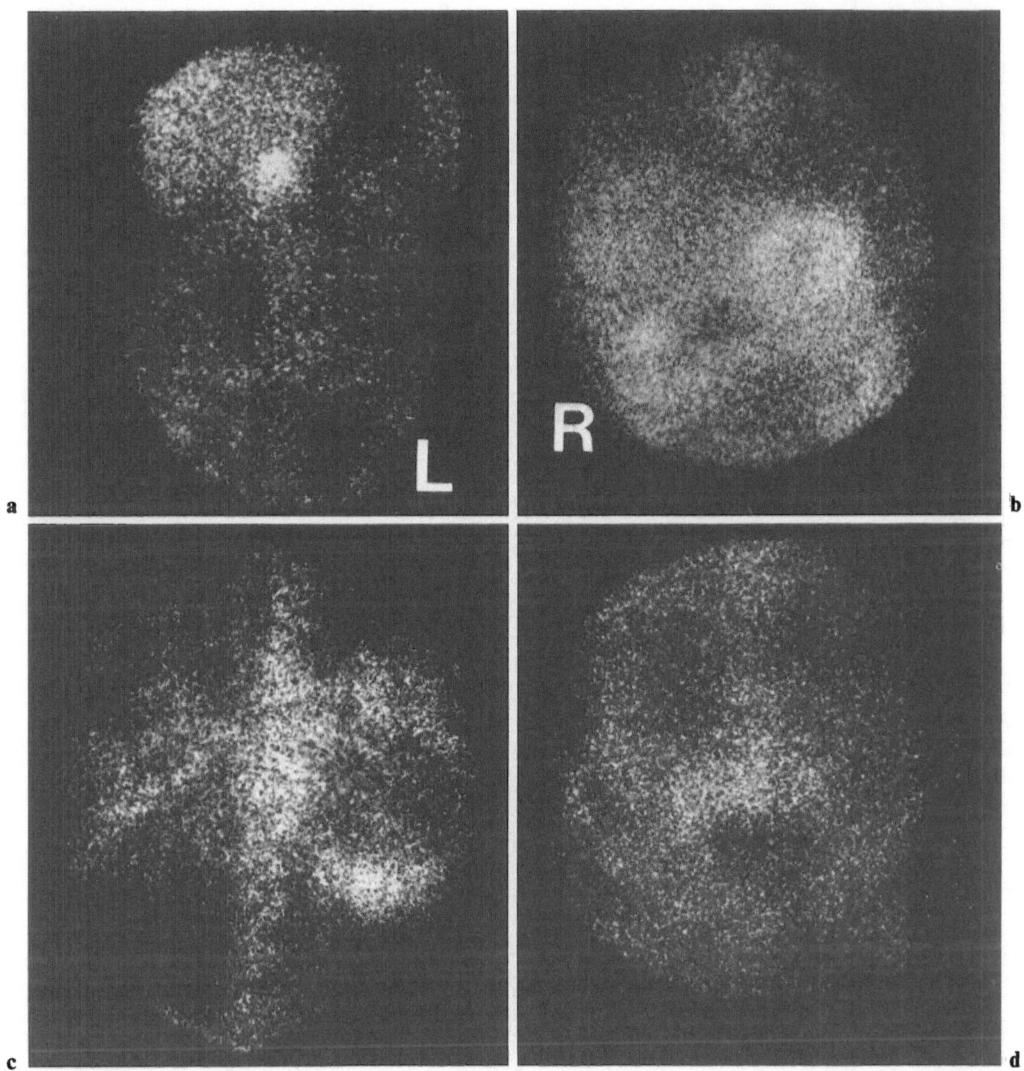

Abb. 13a–d. Unterschiedlich große abdominelle Abszesse mit unterschiedlichem Einschmelzungsgrad. **a** kleiner Abszeß; **b** Einschmelzung im Zentrum eines größeren Abszesses; **c** der Prozeß ist soweit eingeschmolzen, daß der größere Teil im Szintigramm als Aussparung imponiert. **d** Nur im kranialen Anteil ist noch eine Mehranreicherung nachweisbar

extraperitonealer Lokalisation und der Einbeziehung von Organen zu sehen. Verbände, Wundheilungsprozesse und Ileus bereiten bei der Computertomographie wesentlich geringere Schwierigkeiten als bei der Ultraschalldiagnostik.

Probleme ergeben sich durch Artefakte aufgrund von Metallclips (Parikh et al. 1982). Schwerkranke Patienten können oftmals nicht ausreichend die Luft anhalten, wodurch, insbesondere bei älteren CT-Geräten, manchmal die Beurteilung des subdiaphragmalen Raumes erschwert ist. Eine Unterscheidung zwi-

Tabelle 4. Vor- und Nachteile der Galliumszintigraphie, Ultraschalluntersuchung und Computertomographie bei abdom. Abszessen

Galliumszintigraphie		Ultraschalluntersuchung		Computertomogramm	
Vorteil	*Nachteil*	*Vorteil*	*Nachteil*	*Vorteil*	*Nachteil*
1) Suchmethode bei nicht eindeutig zu lokalisierenden Prozessen	1) Diagnose nicht sofort zu stellen (6–48 h nach Injektion)	1) Einfache Methode, überall verfügbar	1) Luftüberlagerung, Verband (nach OP) kann die Untersuchung erschweren oder unmöglich machen	1) Treffsicherheit hoch	1) keine eindeutigen Unterschiede zwischen Hämatom und Abszeß
2) Akute Entzündung wird gut nachgewiesen	2) Diagnostisches Problem mit Darm-Leber-Milz-Aktivität	2) Diagnose sofort	2) keine Unterscheidung zwischen Hämatom, Serom und Abszeß möglich	2) Gute anatomische Zuordnung	2) Ohne Kontrastmittel gelegentlich erschwerte DD Darmschlinge/Abszeß
3) Diagnostik anderer entzündlicher Prozesse möglich (z. B. Pyelonephritis, extraabdominelle Herde)	3) Zwischen Tumor und Abszeß kann nicht differenziert werden	3) Ultraschallgeführte Punktion möglich	3) Falsch-positive Ergebnisse durch Darmschlingen	3) Aktivit der Entzündung durch Kontrastmittelgabe darstellbar	3) Kleine Abszesse bisweilen nicht nachzuweisen
	4) Keine präzise anatomische Lokalisation möglich			4) CT-geführte Punktion möglich	4) Nur begrenzt verfügbar
	5) Keine Aussage über Drainagebedürftigkeit				

Tabelle 5. Verdacht auf abdominellen Abszeß

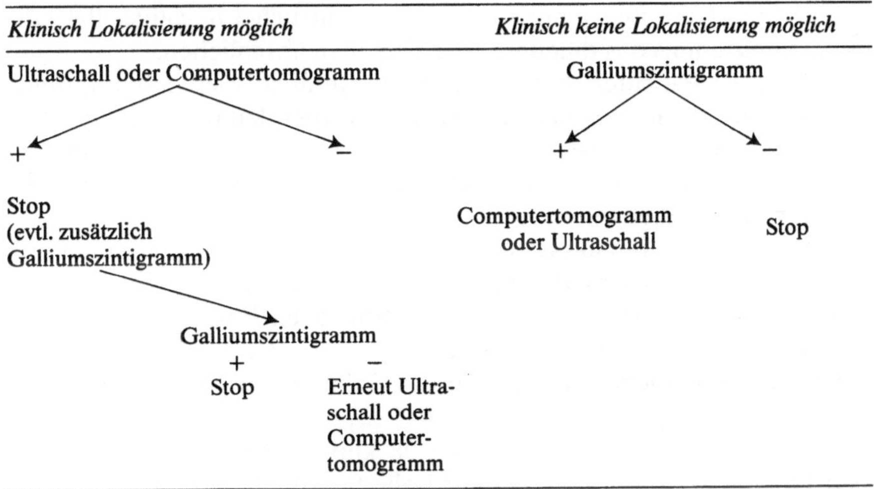

schen Serom, Hämatom oder Abszeß kann gelegentlich schwierig sein. Die Unterscheidung von Darmschlingen und Abszessen kann Probleme bereiten, wenn bei Patienten eine ausreichende Darmkontrastierung nicht möglich ist. Kleine Abszesse können der CT-Untersuchung entgehen (Haage et al. 1977; Shimshak et al. 1978; Levitt et al. 1979). ·

Die Untersuchungszeit für eine vollständige Untersuchung des Abdomens beträgt zwischen 1 und 1½ h.

Beide Methoden – Ultraschalluntersuchung und Computertomographie – haben gegenüber der Galliumszintigraphie den Vorteil, daß die Diagnose ohne zeitliche Verzögerung gestellt werden kann, eine „unter Sicht" geführte Punktion möglich ist und zwischen flüssigkeitsgefüllten und soliden Prozessen unterschieden werden kann.

Ein Vorteil der Galliumszintigraphie ist dagegen die Spezifität der Methode für akute Entzündungen sowie die Fähigkeit, außer Abszessen auch andere Ursachen einer Entzündung inner- und außerhalb des Abdomens aufzudecken.

Vor- und Nachteile der Methoden Galliumszintigraphie, Ultraschalluntersuchung und Computertomographie bei der Diagnostik intraabdomineller entzündlicher Prozesse sind in Tabelle 4 aufgeführt.

Zur Optimierung des Einsatzes der einzelnen Untersuchungsmethoden ist die zweckmäßigste Vorgehensweise in Tabelle 5 angegeben.

Bei Verdacht auf einen entzündlichen Prozeß im Abdomen sind vom klinischen Gesichtspunkt her 2 Situationen möglich: Entweder wird ein Prozeß von der Lokalisation her in einem engeren Bezirk vermutet, oder es gibt keine ausreichenden Anhaltspunkte für die Lokalisation des Prozesses.

Im ersten Fall empfiehlt es sich, zunächst Ultraschall, bzw. die Computertomographie einzusetzen. Bei positivem Befund kann zur Sicherung der Diagnose und insbesondere, wenn ausreichend Zeit zur Verfügung steht, die Galliumszintigraphie eingesetzt werden. Bei negativem Befund von Computertomogramm oder Ultraschalluntersuchung würde ein zusätzlicher negativer Befund des Galliumszintigramms das diagnostische Vorgehen abschließen.

Im zweiten Fall, bei Patienten, bei denen ein entzündlicher Prozeß aufgrund der Klinik oder Vorgeschichte nicht eingegrenzt werden kann, ist es sinnvoll, die Galliumszintigraphie als erste Methode einzusetzen und bei positivem Befund entweder Ultraschalluntersuchung oder Computertomographie in gezielter Weise daran anzuschließen.

In Tabelle 6 sind die Ergebnisse bei fraglichen entzündlichen abdominellen Prozessen von 61 Patienten unseres eigenen Untersuchungsgutes aufgeführt.

Von 28 Patienten mit Abszessen oder umschriebenen Entzündungen wurden 27 durch die Galliumszintigraphie nachgewiesen. Bei 33 Patienten ohne Anhalt für einen abdominellen Abszeß war das Galliumszintigramm 32mal negativ.

Bei einem falsch-negativen Befund von 28 klinisch nachgewiesenen entzündlichen Prozessen ergibt sich eine sehr hohe Sensitivität ($\sim$100%; 27 von 28). Interessant ist, daß der falsch-negative Befund durch einen großen, dorsal gelegenen, weitgehend eingeschmolzenen entzündlichen Prozeß mit nur geringer entzündlicher Randzone gefunden wurde. Bei diesem Patienten erwiesen sich die hohe Darmaktivität sowie die eingeschränkten Untersuchungsmöglichkeiten (keine Untersuchung von posterior her möglich) als entscheidend für die Fehldiagnose.

Bei dem falsch-positiven Befund wurde ein inferiorer Herzinfarkt als subphrenischer Abszeß fehlgedeutet. Insgesamt erreichten wir also eine Spezifität bei der Galliumszintigraphie von $\sim$100% (27/28).

Eine vergleichende Wertung der Methoden Galliumszintigraphie, Ultraschalluntersuchung und Computertomographie ist aus den vorliegenden Daten unserer Untersuchungen nur mit Einschränkung möglich, da nicht bei allen Patienten alle 3 Untersuchungen durchgeführt wurden. Nur bei etwa der Hälfte der Patienten liegen gleichzeitig Ultraschalldiagnose und Computertomogramm sowie Galliumszintigramm vor. Die Schwierigkeit der Sonographie bei schwerkranken Patienten zeigt sich daran, daß eine sonographische Untersuchung 4mal durch Luftüberlagerung und 2mal durch Verbandsmaterial nicht ausreichend durchzuführen war.

Von Henkin (1978) wurden die Ergebnisse von 11 Arbeitsgruppen aus den Jahren 1973–1977 zusammengestellt. Von 197 nachgewiesenen Abszessen waren im Galliumszintigramm 177 (90%) positiv. Bei 253 Patienten ohne Abszeßnachweis ergab sich in 234 Fällen ein negativer szintigraphischer Befund (92%). Unter diesen Patienten waren 54, bei denen eine weitere, bisher nicht erkannte entzündliche Affektion durch das Galliumszintigramm entdeckt wurde.

Von Caretta et al. (1978) wurden retrospektiv 300 Fälle von Patienten mit Abszeß ausgewertet. Für die Galliumszintigraphie ergaben sich bei dieser Auswertung 6% falsch-negative und 1% falsch-positive Ergebnisse.

Die Treffsicherheit bei einer multizentrischen Studie aus Frankreich betrug 92% (Bertrand et al. 1978).

28

Tabelle 6. Nachweis von Abszessen mit dem Galliumszintigramm

Befunde im Galliumszintigramm bei Abszessen des Abdomens

	n	Galliumszintigramm positiv	Diagnose durch Operation gesichert	Diagnose durch Verlauf oder andere diagnostische Methode gesichert
Verdacht auf Abszeß bzw. umschriebene Entzündung	13	12	8	5
Verdacht auf postoperativen Abszeß	15	15	13	2

Befunde im Galliumszintigramm bei Patienten ohne Abszeßnachweis

	n	Galliumszintigramm positiv	Diagnose durch Operation gesichert	Diagnose durch Verlauf oder andere diagnostische Methode gesichert
Verdacht auf Abszeß bzw. umschriebene Entzündung	20	1	3	17
Verdacht auf postoperativen Abszeß	13	0	4	9

Von Verma et al. (1978) wurde eine Auswertung von 36 Arbeiten aus der englischsprachigen Literatur von 1970–1976 vorgenommen. Dabei betrug bei 910 Patienten die Treffsicherheit 88%, bei einer Sensitivität von 80% und einer Spezifität von 96%.

Nach vergleichenden Untersuchungen – Galliumszintigraphie und Computertomographie – ist die Treffsicherheit der beiden Methoden etwa gleich hoch (Biello et al. 1979; Shimshak et al. 1978; Franco et al. 1984).

Zum Teil wird auf den Vorteil der kombinierten Untersuchung hingewiesen (Shimshak et al. 1978). In der Praxis ist jedoch von Bedeutung, inwieweit eine Methode überhaupt eingesetzt werden kann. Viele Kliniken besitzen nuklearmedizinische Einrichtungen, nicht jedoch Computertomographen. Die Treffsicherheit der Sonographie als der am besten verfügbaren Methode wird von einer Reihe von Autoren weniger günstig beurteilt. Sensitivität 44% bzw. 67% (Lundstedt et al. 1983; Sfakianakis et al. 1983), bei einem Teil der Fälle ist daher mit einem negativen sonographischen Ergebnis bei Abszessen zu rechnen.

Ganz wesentlich für die Verfügbarkeit der Galliumszintigraphie ist, die Organisation so zu optimieren, daß die Untersuchung so schnell wie möglich durchgeführt werden kann. Durch die Verbesserung der Transportbedingungen kann die Substanz heute fast überall am Tage nach der Bestellung erhalten werden. Bei dringlichen Untersuchungen kann die Substanz unmittelbar nach Eintreffen in der Klinik injiziert werden. Die Injektion auf der Station spart Zeit und vermeidet einen weiteren Transport des Patienten, dessen Allgemeinzustand, insbesondere postoperativ, reduziert sein kann. Werden in einer Klinik pro Woche 3 Untersuchungen durchgeführt, kann durch Aufteilen der vorhandenen Aktivität immer eine Dosis für den Notfall zurückgelegt werden. Die Abb. 7 zeigt, daß bei postoperativen Abszessen auch mit kleinen Aktivitätsmengen ein sicheres Ergebnis erhalten werden kann.

7.1.2 Niere und Harnwege

Bei Infektionen der Harnwege ist es oft schwierig, eine Beteiligung des Nierenparenchyms nachzuweisen oder auszuschließen. Fieber, Leukozytose und Bakteriurie lassen nicht immer eine Unterscheidung zwischen einer Infektion der Blase oder Nieren zu. Umgekehrt verbirgt sich häufig hinter der Diagnose „Fieber unbekannter Ursache" eine Pyelonephritis. Bei *akuter Pyelonephritis* zeigt die Urographie nur in etwa einem Viertel der Fälle einen pathologischen Befund (Little et al. 1965; Silver et al. 1976). Auch die Ultraschalluntersuchung ist bei der Diagnostik der akuten Pyelonephritis nur von beschränktem Wert. Durch die Galliumszintigraphie konnte nach einer Untersuchung von Kessler et al. (1974) bei 86% der Patienten zwischen einer Infektion des oberen und des unteren Harntraktes unterschieden werden. Typischerweise findet sich im Galliumszintigramm eine multifokale Mehranreicherung in den zentralen Nierenanteilen. Der Wert der Galliumszintigraphie für die Diagnostik der akuten Pyelonephritis wurde von mehreren Untersuchern bestätigt (Mendez et al. 1980;

Brugh et al. 1979; Hurwitz et al. 1976; Handmaker 1982). Handmaker et al.
(1982) beginnen bei Verdacht auf akute Pyelonephritis mit einem Nierenszintigramm mit ^{99m}Tc-DMSA, da nach ihren Erfahrungen kein Patient mit einer
nachgewiesenen akuten Pyelonephritis ein normales Nierenszintigramm aufwies. Bei einem pathologischen Befund im Nierenszintigramm wird dann die
Untersuchung durch ein Galliumszintigramm ergänzt. Das kombinierte Vorgehen sichert nicht nur die Diagnose einer Entzündung der Nieren, sondern verbessert auch die Möglichkeit, zwischen einer Pyelonephritis und einem peri-
nephritischen Abszeß zu unterscheiden.

Bei einer soliden Raumforderung kann die Ultraschalluntersuchung häufig
nicht zwischen einem *Abszeß* und einem Hypernephrom unterscheiden. Selbst
für die Computertomographie und Angiographie ist die Unterscheidung zwi-

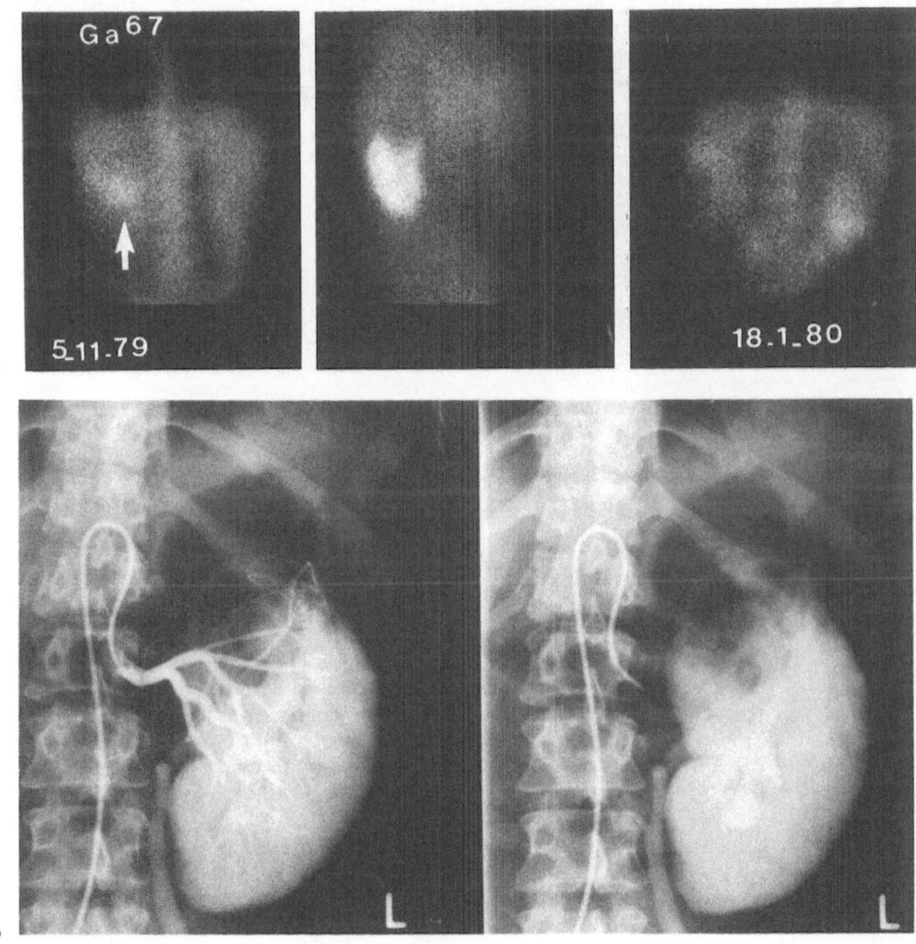

Abb. 14a, b. Nierenabszeß. **a** Szintigramm: Die ^{67}Ga-Anreicherung ist am 18.1. 80 rückläufig;
b Angiogramm

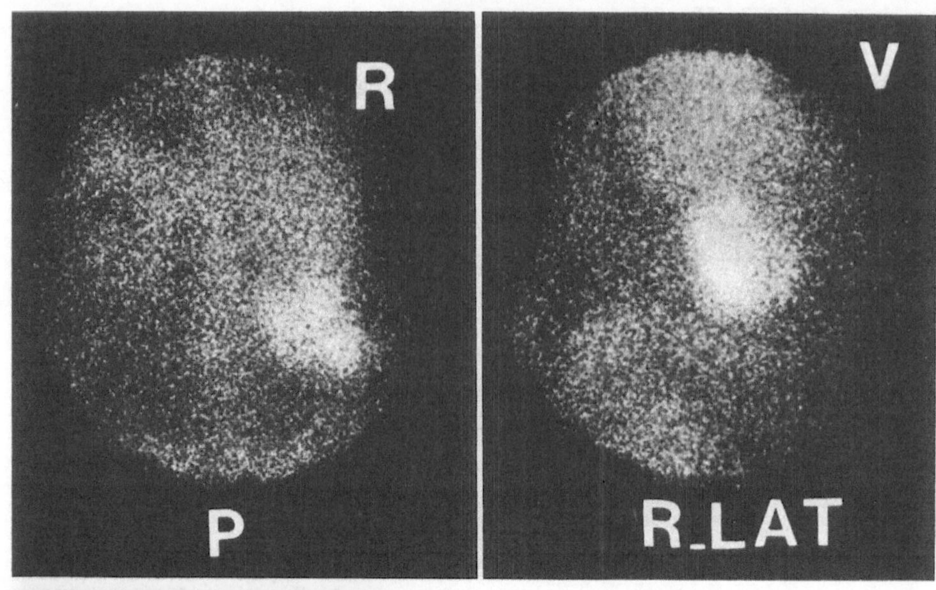

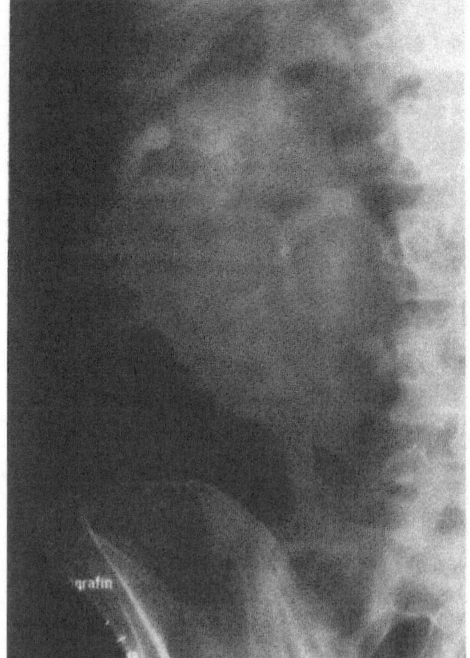

b

Abb. 15a–c. Großer Nierenabszeß
rechts von posterior und rechts lateral
a Szintigramm; **b** intravenöses Urogramm
mit Kelchverlagerung; **c** Computertomogramm

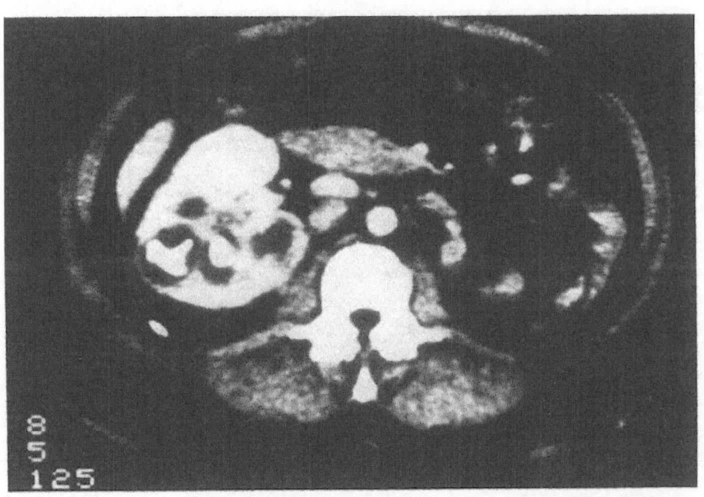

Abb. 15 c

schen einem gefäßarmen Tumor und einem Abszeß oftmals schwierig. Nierentumoren reichern jedoch selten Gallium an, so daß die Galliumuntersuchung bei der soliden Raumforderung in der Niere eine wertvolle diagnostische Ergänzung darstellt. Dies zeigt beispielhaft der in Abb. 14 wiedergegebene Fall. Eine 37jährige Patientin mit funktioneller Einzelniere wies bei der Ultraschalluntersuchung, im Computertomogramm und angiographisch eine Raumforderung am oberen Nierenpol auf, bei der durch keine der 3 Untersuchungen zwischen einem Abszeß und einem Tumor unterschieden werden konnte. Im Galliumszintigramm ergab sich eine starke Aktivitätsanreicherung, die einige Wochen später deutlich schwächer wurde. Ein Tumor konnte somit ausgeschlossen werden, der weitere Verlauf bestätigte den Befund. Ein weiteres Beispiel eines Nierenabszesses zeigt die Abb. 15.

Als wertvoll hat sich für uns die Galliumszintigraphie für die Diagnose einer *Pyonephrose* bei beidseitig gestauten Nieren, z. B. auf der Grundlage von Tumoren im kleinen Becken, erwiesen. Bei beidseitig gestauten Nieren ist auch die Computertomographie häufig nicht in der Lage, aufgrund der Dichteeinheiten eine Seitenlokalisation des entzündlichen Prozesses vorzunehmen. Beispiele einer Pyonephrose sind in den Abb. 10, 16 und 17 wiedergegeben.

Bei Zystennieren gelingt es, im Galliumszintigramm nachzuweisen, ob die Zysten infiziert sind (Abb. 18). Computertomographie und Ultraschalluntersuchung können bei inhomogenem Zysteninhalt nicht sicher zwischen Einblutung und Infektion unterscheiden.

Bei Prozessen im kleinen Becken, wo die Ultraschalluntersuchung häufig durch Darmluft erschwert ist, ist die Galliumszintigraphie in der Lage, Abszesse, z. B. paravesikale Abszesse, Douglas-Abszesse oder postoperative Abszesse, nachzuweisen.

Da Gallium innerhalb der ersten 24 h vorwiegend über die Nieren ausgeschieden wird, muß eine Aktivitätsanreicherung in den Nieren zu diesem Zeitpunkt mit Zurückhaltung bewertet werden.

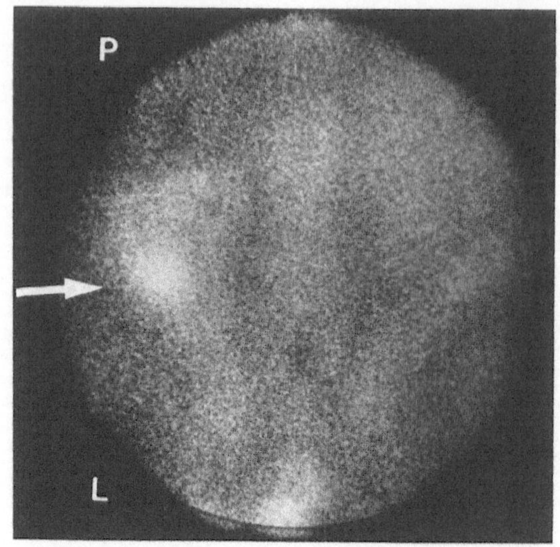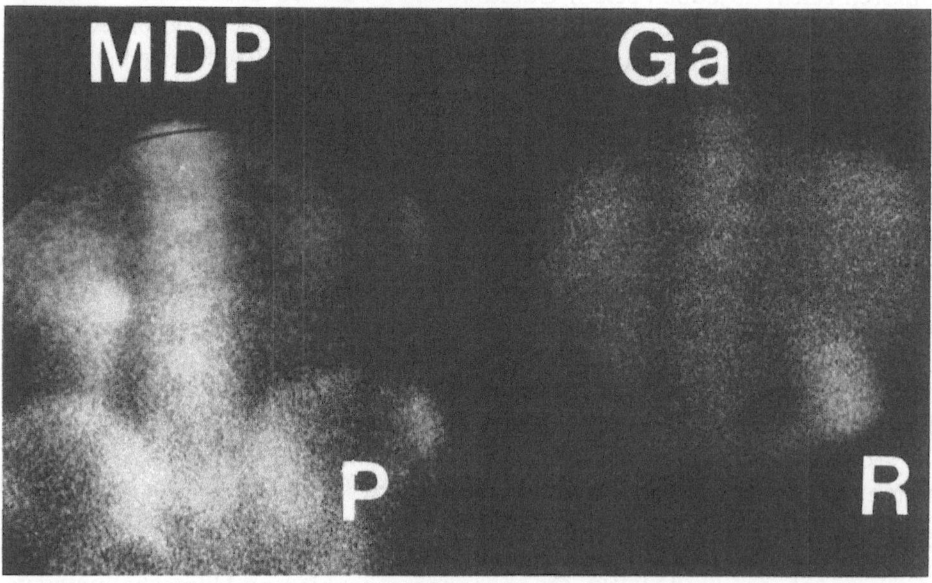

Abb. 16. Galliumanreicherung bei Pyonephrose links

Abb. 17. Pyonephrose rechts. Harnstauungsniere beiderseits bei Blasentumor. Links Skelettszintigraphie, Aktivitätsanreicherung nur noch im linken Nierenbecken, da die Hydronephrose rechts deutlich stärker ist. Rechts Galliumszintigraphie mit Anreicherung im Pyelon

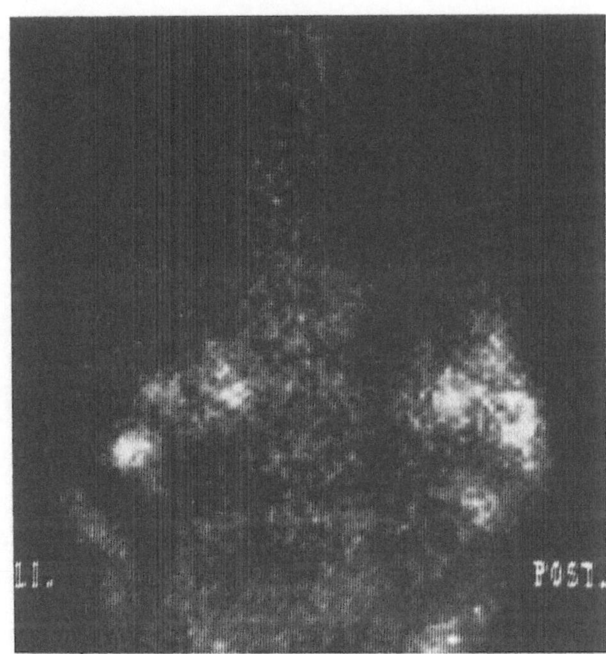

Abb. 18. Zystenniere beidseits, infizierte Zysten zeigen multiple Galliumanreicherung

7.1.3 Darm

Obwohl eine Galliumaktivität häufig im Darm gefunden wird, sollte nicht übersehen werden, daß die Aktivitätsanreicherung im Darm auch durch einen pathologischen Prozeß bedingt sein kann. Insbesondere eine konstante, über einen längeren Zeitraum persistierende Darmaktivität muß als pathologisch angesehen werden. Eine Galliumanreicherung im Darm wurde bei pseudomembranöser Kolitis (Tedesco et al. 1976), Divertikulitis (Henkin 1978), bei Abszeß durch Morbus Crohn (Goldenberg et al. 1979; Sarkar et al. 1978;Lunia et al. 1976; Joseph et al. 1979; Rheingold et al. 1979) bei Colitis ulcerosa (Rheingold et al. 1979, Sarkar et al. 1978, Jones 1980) sowie bei intestinalem Infarkt beschrieben (Russin 1977).

Bei *aktiver Colitis ulcerosa* ist fast immer mit einer positiven Galliumanreicherung zu rechnen. (Jones et al. 1980). Die von Rheingold et al. (1979) mitgeteilten 9 Patienten mit Colitis ulcerosa hatten alle ein positives Galliumszintigramm. Von Sarkar et al. (1978) wurden 3 Fälle mit positivem Szintigramm bei aktiver Colitis ulcerosa mitgeteilt, sowie 4 Fälle mit negativem Szintigramm bei inaktiver Colitis ulcerosa.

Neben der Möglichkeit einer Therapiekontrolle dürfte die Galliumanreicherung in entzündlichen Darmprozessen bei der Suche nach einem unbekannten Infekt eine wichtige Rolle spielen. Wir fanden bei einem Patienten mit Morbus Crohn (Abb. 19) sowie bei einem Kind mit Yersiniasepsis (Abb. 20) eine Galliumanreicherung, die schließlich zur Diagnose führte.

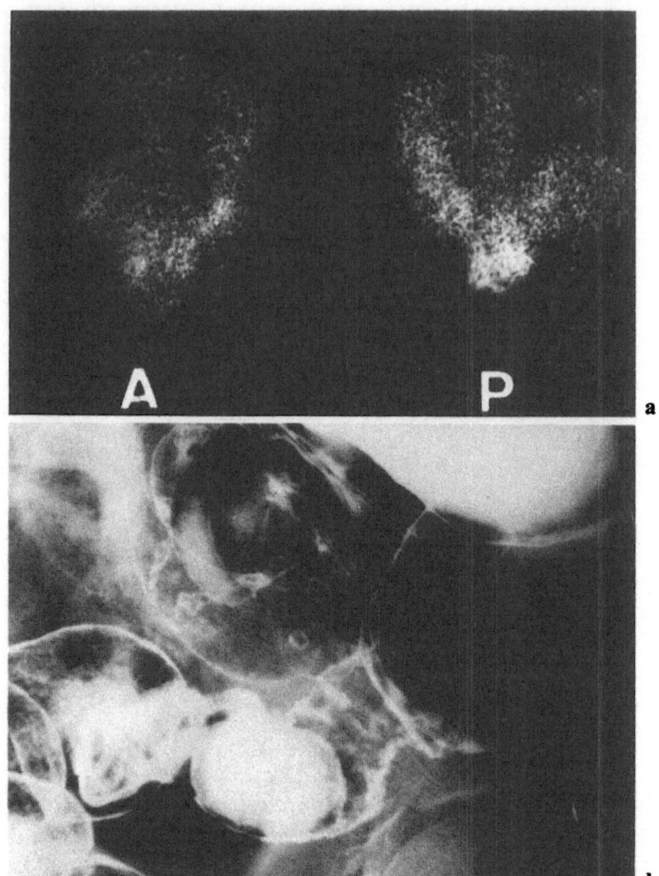

Abb. 19 a, b. Galliumanreicherung bei Morbus
Crohn des Sigmas.
a Szintigramm;
b Röntgenbefund

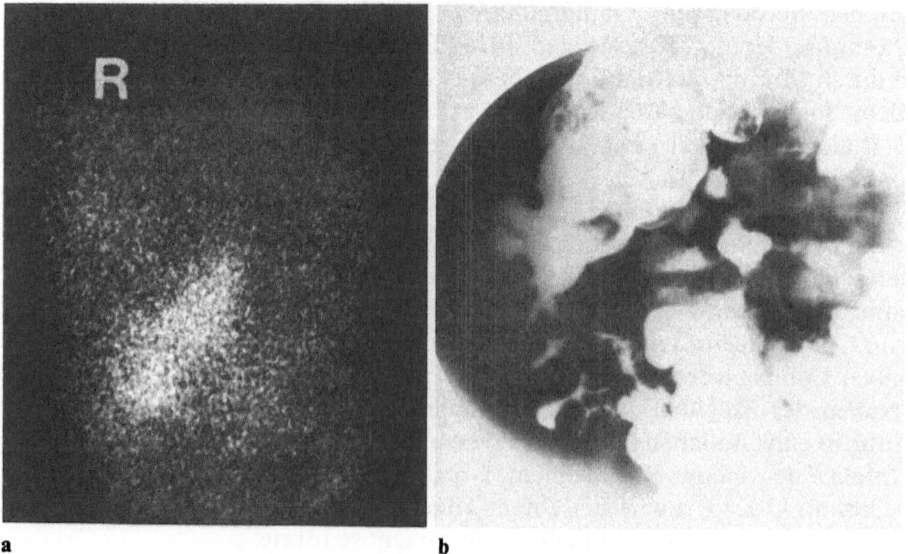

7.1.4 Leber und Gallenwege

Wegen der Akkumulation des ^{67}Ga in der Leber ist der Nachweis von intrahepatischen Abszessen erschwert. Hilfreich kann der Vergleich mit dem Speichermuster eines ^{99m}Tc-Schwefelkolloidszintigrammes sein, da in diesem ein Abszeß als verminderte Speicherung imponiert. Obwohl die Ultraschalldiagnostik und die Computertomographie wichtige Methoden bei der Diagnostik intrahepatischer Abszesse sind, ist der kombinierte Einsatz dieser Methoden mit der Galliumszintigraphie sinnvoll (Rubinson et al. 1980), da ^{67}Ga in Zysten, Hämangiomen und den meisten Pseudotumoren einer Zirrhose nicht angereichert wird. Die Aussage der Galliumszintigraphie ist jedoch dadurch wiederum eingeschränkt, daß ^{67}Ga in manchen Tumormetastasen angereichert wird. Bei entzündlichen Prozessen in der Leber kann die Galliumanreicherung einer morphologischen Veränderung im Computertomogramm oder Ultraschalluntersuchung (Dichteveränderung bzw. Echomuster) vorausgehen. Daher sollte ein positives Galliumszintigramm nicht unberücksichtigt bleiben, auch wenn Ultraschalluntersuchung und Computertomogramm (noch) ein normales Bildmuster der Leber zeigen.

Amöbenabszesse weisen in der Mehrzahl einen Saum vermehrter Radioaktivität um eine Aktivitätsminderbelegung auf.

Echinokokkuszysten zeigen dagegen nur die Aussparung in der Leberaktivität.

Yeh et al. (1982) untersuchten 36 Patienten mit intrahepatischer Cholelithiasis und wiesen auf den Wert der Galliumszintigraphie für die Unterscheidung einer eitrigen von einer nichteitrigen Cholangitis bei Cholelithiasis hin. Bei Gallenblasenempyem und akuter Cholezystitis ist stets eine vermehrte Aktivität der Gallenblase und ihrer Umgebung festzustellen, jedoch lediglich 20% der Patienten mit chronischer Cholezystitis zeigen eine stärkere Galliumanreicherung (Waxmann u. Siemsen 1975). Wegen der Nachbarschaft der Gallenblase mit der Flexura hepatica muß bei der Diagnostik von entzündlichen Gallenblasenaffektionen durch ^{67}Ga sorgfältig zwischen Aktivität in der Gallenblase und Aktivität im Kolon differenziert werden.

7.1.5. Pankreas

Bei Pankreatitis kann durch die Galliumszintigraphie zwischen einem Abszeß und einer Pseudozyste unterschieden werden, da letztere kein Gallium anreichert (Kennedy et al. 1975). Allerdings wird auch bei unkomplizierter, diffuser Pankreatitis eine gewisse Aktivitätsanreicherung beobachtet. Myerson et al. (1977a) wiesen darauf hin, daß durch die Galliumszintigraphie die Ausbreitung einer Pankreatitis in den retroperitonealen Raum nachgewiesen werden kann.

◄**Abb. 20a, b.** Yersiniosis am ileocoekalen Übergang. **a** szintigraphischer Befund; **b** Kontrasteinlauf mit nachweisbaren Impressionen am Zoekum und enggestellten terminalen Ileum

7.1.6 Weitere entzündliche Prozesse im Abdomen

Bei *Peritonitis* ist die Aktivitätsanreicherung diffus. Die Verteilung der Aktivität folgt hierbei den durch den Peritonealraum vorgegebenen Grenzen. Eine durch das Mesocolon transversum bedingte quer verlaufende Aussparung der Galliumaktivität ist typisch für eine peritoneale Entzündung (Myerson et al. 1977).

Eine vermehrte Galliumanreicherung im Retroperitoneum wurde bei *retroperitonealer Fibrose* beschrieben (McCombs et al. 1979; Liebman 1983). Die Galliumszintigraphie kann die Ausbreitung dieses mehr diffusen Prozesses sogar besser als das Computertomogramm oder die Ultraschalluntersuchung darstellen, sie ist außerdem gut zu Dokumentation des Therapieerfolges geeignet (McCombs et al. 1979).

Drei Fälle von *Candidaabszessen in der Milz* bei Patienten mit akuter Leukämie, die im Galliumszintigramm nachweisbar waren, wurden von Page et al. beschrieben (Page et al. 1980). Pilzinfektionen spielen insbesondere bei Patienten mit Lymphomen oder akuter Leukämie eine große Rolle und sind bei einem großen Teil dieser Patienten die Todesursache (Brereton et al. 1974; Singer et al. 1977).

Entzündungen des *M. iliopsoas* können klinisch schwierig zu erkennen sein. Die Galliumszintigraphie kann in diesen Fällen frühzeitig zur Diagnose führen oder die diagnostische Abklärung beschleunigen helfen. Henderson et al. (1980) berichteten über 3 Fälle einer Infektion des M. iliopsoas, von denen ein Fall bereits vor Abszeßbildung diagnostiziert werden konnte.

7.2 Skelettsystem

7.2.1 Vorbemerkung

Szintigraphische Untersuchungen des Skeletts mit ^{99m}Tc-markierten Phosphatverbindungen haben heute ihren festen Stellenwert in der radiologischen Skelettdiagnostik. Eine Mehranreicherung im Skelettszintigramm ist allerdings ein unspezifischer Befund, der, außer bei Entzündungen und Tumoren, auch im wachsenden Skelett, in Frakturen und bei degenerativen Prozessen gesehen wird.

Demgegenüber hat ^{67}Ga den Vorteil der speziellen Anreicherung in entzündlichen Prozessen, so daß es dem reinen Skelettracer gegenüber in manchen Fragestellungen überlegen ist. Bei der Anwendung der Galliumszintigraphie muß allerdings beachtet werden, daß ^{67}Ga eben *auch* ein Tracer des Knochenstoffwechsels ist. So ist z. B. der Anreicherungsquotient Aktivität im frakturierten Knochen zu Aktivität im nichtfrakturierten Knochen für ^{67}Ga und ^{99m}Tc-MDP gleich hoch (Bushberg et al. 1983), die im Szintigramm wahrgenommene geringere Mehranreicherung bei ^{67}Ga beruht lediglich auf dem höheren Background durch die Gewebeaktivität. Bei erhöhter Stoffwechselaktivität im Knochen durch Trauma oder Operation hat es sich daher in vielen Fällen als günstig erwiesen, das Speichermuster des Phosphatszintigramms und das des Galliumszintigramms miteinander zu vergleichen und die diagnostischen Schlüsse aus der Kongruenz oder Inkongruenz beider Speichermuster zu ziehen (Rosenthall et al. 1982).

7.2.2 Osteomyelitis

Die röntgenologische Diagnose der Osteomyelitis ist frühestens nach 2–3 Wochen möglich. Die röntgenologischen Veränderungen im Frühstadium sind meist diskret. Mit der Skelettszintigraphie kann die Osteomyelitis frühzeitig erkannt werden. Es muß allerdings mit falsch-negativen Befunden, insbesondere bei Kindern und Neugeborenen, gerechnet werden (Ash 1977; Sullivan 1980; Epremian u. Perez 1977). Der Anteil falsch-negativer Befunde beträgt etwa 20% (Handmaker 1980). Die Ursachen für falsch-negative Befunde sind Ischämien, Druckerhöhung und Thrombose im Markraum, die eine Ablagerung des Technetiumphosphats verhindern, so daß gelegentlich sogar eine Aktivitätsaussparung beobachtet wird (Russin u. Staab 1976; Trackler et al. 1976; Thrall et al. 1975). Diagnostische Schwierigkeiten ergeben sich außerdem bei Prozessen in der Nähe der Epiphysenfuge. Durch verbesserte Aufnahmetechniken, z. B. der sog. Dreiphasenszintigraphie, bei der die Einstromphase und der Blutpool mit erfaßt werden, sowie durch hochauflösende Gammakameras, u. U. mit Pinholekollimator, kann die Rate der falsch-negativen Befunde gering gehalten werden (Gilday 1980; O'Mara et al. 1982).

Wegen der Vorteile der Technetiumszintigraphie (Verfügbarkeit, geringe Strahlenbelastung) ist es aber trotz deren etwas geringerer Sensitivität sinnvoll, bei vermuteter Osteomyelitis mit der Skelettszintigraphie zu beginnen. Bei negativem Ergebnis oder fraglichem Befund sollte dann unmittelbar ein Galliumszintigramm angeschlossen werden. Da die Backgroundaktivität des Galliums an den Extremitäten weniger problematisch als am Körperstamm ist, kann zur Vermeidung einer zeitlichen Verzögerung bereits 6–24 h nach Injektion mit der Galliumszintigraphie begonnen werden.

Bei chronischer Osteomyelitis, z. B. auf dem Boden einer älteren Verletzung, kann die Röntgendiagnostik nur wenig über die Floridität des Prozesses aussagen. Auch der einmalige skelettszintigraphische Befund erlaubt wegen der Aktivitätsanreicherung in reparativen Prozessen nur selten eine Aussage. Allenfalls kann durch eine Verlaufskontrolle des Skelettszintigramms ein Rückschluß auf die Aktivität des entzündlichen Prozesses gezogen werden. Die Galliumszintigraphie ist hier eindeutig überlegen. Neben der Erkennung der Aktivität des entzündlichen Prozesses hat die Galliumszintigraphie gegenüber der Skelettszintigraphie noch den Vorteil der genaueren Lokalisation, da im ^{99m}Tc-Phosphatszintigramm entzündliche und reparative Prozesse sich überlagern, z. T. aber auch in benachbarten Knochenabschnitten, insbesondere in Gelenknähe, eine Mehranreicherung im Sinne einer Mitreaktion des Knochens zu beobachten ist (Abb. 21).

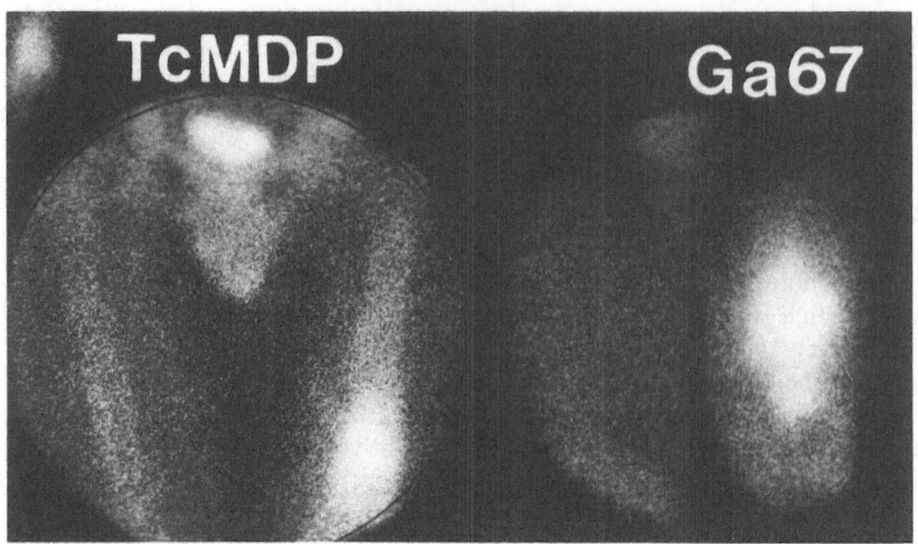

Abb. 21. Chronische Osteomyelitis im linken Femur. Links Skelettszintigramm, rechts Gallium-szintigramm. Zu beachten ist die unterschiedliche Galliumeinlagerung

7.2.3 Zustand nach Operation

Szintigraphische Untersuchungen haben einen großen Stellenwert bei Beschwerden nach *Endoprothesenoperationen* der Hüfte. Die Beschwerden können entweder durch Prothesenlockerung oder durch eine Infektion verursacht sein. Die Skelettszintigraphie zeigt in beiden Fällen eine vermehrte Anreicherung. Manche Autoren meinen, daß ein Skelettszintigramm (insbesondere als Dreiphasenszintigramm) ausreichend ist, da sowohl bei Infektion als auch bei Lockerung der Prothese sich die Frage einer chirurgischen Intervention stellt (Schauwecker et al. 1983; LaMama et al. 1983; Alazraki et al. 1980; Kroop et al. 1983). Eine Infektion kann mit kombinierter Galliumszintigraphie und ^{99m}Tc-Phosphatszintigraphie jedoch gut von einer Lockerung abgegrenzt werden (Rosenthall et al. 1979, 1982; Robillard 1982).

Eine Inkongruenz der Speichermuster spricht für eine Infektion, eine Kongruenz für eine Lockerung. Allerdings ist zu beachten, daß durch vorherige Gabe von Antibiotika falsch-negative Befunde im Galliumszintigramm möglich sind. Die Mehranreicherung im Skelettszintigramm bleibt durch die Antibiotikagabe unbeeinflußt. Ein Beispiel einer Infektion nach Hüftgelenksoperation zeigt die Abb. 22. Abb. 23 zeigt ein kongruentes Speicherbild von ^{67}Ga- und Skelettszintigramm nach Operation.

Der Verdacht auf eine *Sternumosteomyelitis* ist eine weitere wichtige Indikation für die Galliumszintigraphie nach Operationen. Wegen der steigenden Anzahl thoraxchirurgischer Eingriffe, insbesondere koronarchirurgischer Operationen, ergibt sich diese Fragestellung heute häufiger. Die Osteomyelitis nach thoraxchirurgischen Eingriffen mit Sternotomie ist eine seltene, jedoch schwer-

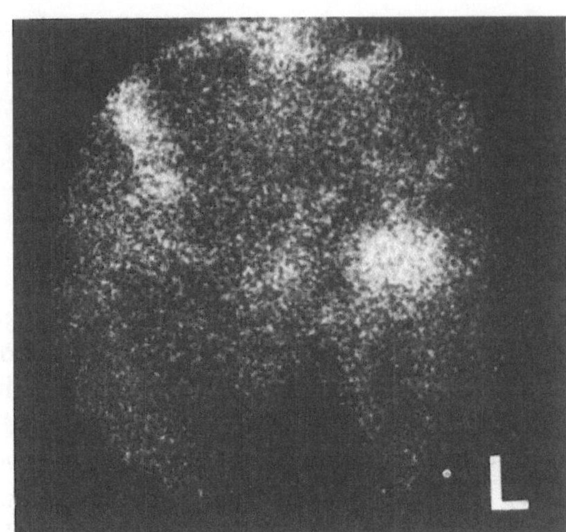

Abb. 22. Zustand nach Hüftgelenk-
prothesenoperation links. Infizierte
Prothese

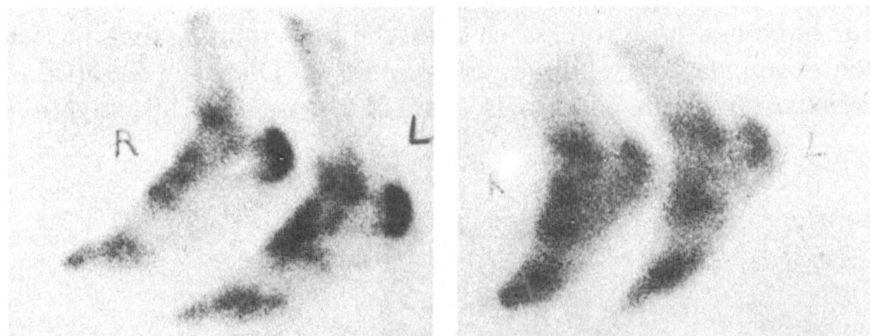

Abb. 23. Zustand nach Kalkaneusspornoperation beiderseits. *links:* Technetiumszintigramm mit Mehranreicherung im Kalkaneus beiderseits durch postoperative Heilungsprozesse; *rechts:* Der normale Befund im Galliumszintigramm schließt eine Osteomyelitis aus (Befund durch Verlauf bestätigt)

wiegende Komplikation. Die Röntgenuntersuchung ist zumeist wenig aussage-kräftig (Wray et al. 1973). Durch die Heilungsprozesse nach Sternotomie, die mit einer vermehrten Aktivitätsanreicherung einhergehen, kann die Skelettszintigraphie wenig zur Diagnose einer Osteomyelitis beitragen. Die Galliumszintigraphie ist daher die Methode der Wahl, da die Galliumanreicherung ohne Infektion schneller zurückgeht als die Anreicherung von Technetiumphosphatverbindungen (Baker 1982; Smith et al. 1979). Salit et al. (1983) geben bei 33 untersuchten Patienten (6 mit, 27 ohne Osteomyelitis) eine Sensitivität von 83% und eine Spezifität von 96% an.

Die Beurteilung des *Therapieeffektes* bei Osteomyelitis ist mit der Galliumszintigraphie wesentlich besser möglich als mit der Skelettszintigraphie, da die Mehranreicherung im Skelettszintigramm sowohl durch Infekt als auch durch Heilungsprozesse verursacht sein kann. Der Vorteil der Galliumszintigraphie bei der Verlaufskontrolle zeigte sich bei klinischen Untersuchungen (Lisbona u. Rosenthall 1977; Skafar 1981; Strashun et al. 1984) ebenso wie im Tierversuch (Graham et al. 1982).

7.2.4 Wirbelsäule

Die Diszitis ist zwar eine relativ seltene Erkrankung, die Diagnostik jedoch innerhalb differentialdiagnostischer Erwägungen beim Rückenschmerz mitunter problematisch. Röntgenologische Zeichen können erst nach Wochen auftreten. Neben Einzelbeobachtungen über eine Galliumanreicherung bei Diszitis (Miller 1977; Norris et al. 1978) wurde der Wert der Galliumszintigraphie bei Diszitis an einer größeren Fallzahl von Bruschwein untersucht (Bruschwein et al. 1980). Die Sensitivität des Galliumszintigramms (19 Patienten) betrug 89%, die Spezifität 85% (72 Patienten). Bei den 11 falsch-positiven Befunden lag allerdings bei 7 ein krankhafter Befund vor: 3mal eine Entzündung nahe des Spinalkanals, je ein peripankreatischer und ein epiduraler Abszeß, 4mal lag eine Karzinommetastase vor. Durch klinische Beobachtung und im Tierversuch ließ sich zeigen, daß die Galliumszintigraphie bei Diszitis wesentlich früher als das Skelettszintigramm pathologisch ausfällt. Auch bei Spondylitis ist mit einer

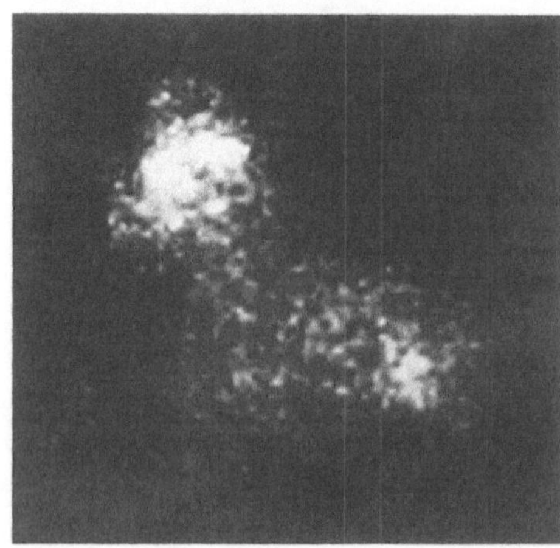

a

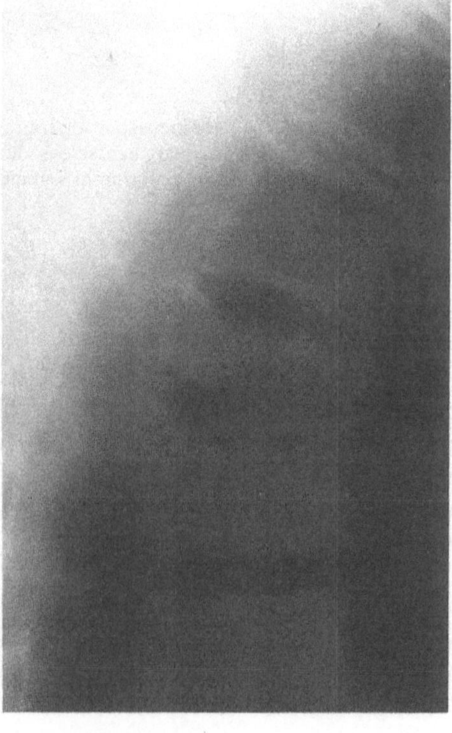

b

Abb. 24a, b. Spondylitis in der mittleren Brustwirbelsäule. **a** Szintigramm von dorsal mit massiver Mehranreicherung in dem betroffenen BWS-Abschnitt; **b** Röntgenaufnahme

frühzeitigeren Anreicherung als im Skelettszintigramm zu rechnen. Zusätzlich läßt sich durch das unterschiedliche Anreicherungsmuster von Galliumszintigramm und Skelettszintigramm eine entzündliche Genese des Wirbelkörperprozesses wahrscheinlich machen. Ein Beispiel einer Spondylitis ist in der Abb. 24 wiedergegeben.

7.2.5 Gelenke

Abb. 25 zeigt das Speichermuster bei einem Patienten mit rheumatischer Arthritis im Gallium- und Knochenszintigramm. Der Stellenwert der Galliumszintigraphie bei Gelenkerkrankungen ist derzeit noch ungenügend geklärt. Bei septischer Arthritis wird im Galliumszintigramm schon wesentlich früher ein positiver Befund erhalten als im Skelettszintigramm (Handmaker u. Giamonna

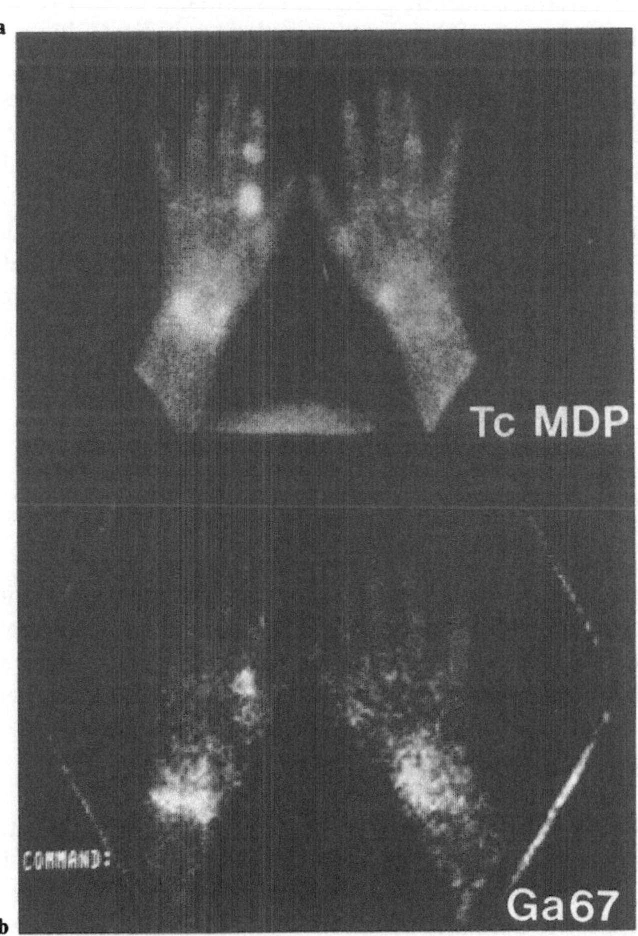

Abb. 25 a, b. Skelettszintigraphie **(a)** und Galliumszintigraphie **(b)** bei Polyarthritis

1976). Hierauf dürfte auch die größere Sensitivität der Galliumszintigraphie gegenüber der Skelettszintigraphie bei septischer Arthritis beruhen (Rosenthall et al. 1982).

Nach den Untersuchungen von Coleman et al. (1982) scheinen jedoch weder die Galliumszintigraphie noch die Skelettszintigraphie geeignet zu sein, eine nichtseptische von einer septischen Arthritis hinreichend unterscheiden zu können.

7.2.6 Morbus Paget

Beim Morbus Paget findet sich wie im Skelettszintigramm auch im Galliumszintigramm eine Mehranreicherung in den betroffenen Skelettabschnitten. Der Erfolg einer Behandlung des Morbus Paget mit Kalzitonin kann durch das Skelettszintigramm gut verifiziert werden, wenn die Erkrankung wenig fortgeschritten ist (Waxmann et al. 1977; Rosse et al. 1977; Lavender et al. 1977), bei schweren Krankheitsbildern ist das Skelettszintigramm jedoch weniger gut für die Verlaufskontrolle geeignet (Waxmann et al. 1977). In einer vergleichenden Studie konnte Waxmann feststellen, daß die Galliumszintigraphie ein wesentlich besserer Parameter für die Erfolgsbeurteilung einer Kalzitoninbehandlung ist als das Skelettszintigramm. Wahrscheinlich sind diese Ergebnisse darauf zurückzuführen, daß die Galliumanreicherung mehr der zellulären Aktivität entspricht, während Technetiumphosphate mehr den nichtzellulär gebundenen Skelettracer darstellen. Eine weitere Bestätigung der Ergebnisse von Waxmann (Waxmann et al. 1980) wird nötig sein. Sicherlich dürfte das Interesse einer optimalen szintigraphischen Kontrolle des Morbus Paget wegen der verbesserten therapeutischen Möglichkeiten künftig noch größer werden.

7.3 Herz und Gefäße

7.3.1 Herzinfarkt

Gallium reichert sich im frischen Herzinfarkt an. Die Anreicherung ist jedoch wenig ausgeprägt. Der Quotient Infarkt/Background liegt etwa im Bereich 2:1, während der Quotient bei ^{99m}Tc-markiertem Pyrophosphat etwa das 10fache beträgt. Die Galliumanreicherung im Infarkt ist daher nur insofern interessant, als durch einen Infarkt falsch-positive Befunde erhoben werden können.

7.3.2 Myokarditis

Die Myokarditis stellt heute immer noch ein diagnostisches Problem dar. Ein nichttraumatisches diagnostisches Verfahren zum Nachweis einer Myokarditis wäre daher von großer Bedeutung. Bei Patienten mit Myokarditis ist in etwa der Hälfte der Fälle mit einer ^{67}Ga-Anreicherung zu rechnen (Strain et al. 1983,

44

O'Connel et al. 1984). Außerdem wurden Einzelfälle von virusbedingter Myokarditis (Taillefer u. Dionne 1983) und Myokarditis durch Sarkoidose (Lopez-Majano 1982) beschrieben.

7.3.3 Kongestive idiopathische Kardiomyopathie

Untersuchungen zur Galliumanreicherung bei Patienten mit kongestiver idiopathischer Kardiomyopathie wurden von O'Connel et al. (1981) durchgeführt. Von insgesamt 39 Patienten wurde Gallium bei 19 verstärkt im Herzen angereichert. 15 dieser Patienten wurden mit Prednison und Azathioprin behandelt. Bei 6 Patienten mit deutlicher Befundbesserung durch die Therapie wurde das Galliumszintigramm negativ, während 3 Patienten mit weiterhin positivem Galliumszintigramm starben und weitere 3 eine Verschlechterung der hämodynamischen Parameter aufwiesen.

7.3.4 Sonstige Herz- und Gefäßerkrankungen

Bei verschiedenen bakteriellen Entzündungen am Herzen wurden Galliumanreicherungen beschrieben, so bei bakterieller Endokarditis (Wisemann 1976; Martin et al. 1982; Melvin et al. 1981), Perikarditis (O'Connel et al. 1980, Moreno et al. 1984) und Myokardabszeß (Spies et al. 1977).

Heyman u. Vetter (1982) beobachteten bei 12 Patienten mit Kawasaki-Syndrom eine Korrelation zwischen Galliumanreicherung und klinischem Verlauf. Von 5 Patienten mit positivem Szintigramm entwickelten 4 eine Mitralinsuffizienz, bei einem Patienten kam es zu einem Aneurysma der linken Koronararterie. Aufgrund dieser Beobachtungen diskutieren die Autoren den prognostischen Wert der Galliumuntersuchung beim Kawasaki-Syndrom.

Bei Patienten nach Herzklappenoperationen kann eine Infektion der Klappenprothese mit Gallium gut diagnostiziert werden (Causey et al. 1980). Wir konnten einen Fall beobachten, bei dem längere Zeit nach der Klappenoperation Fieber auftrat, das durch das Galliumszintigramm lokalisiert werden konnte. Die Reoperation ergab dann eine Infektion im Bereich der Klappenprothese (Abb. 26).

Das *Postperikardiotomie*-Syndrom zählt zu den häufigsten postoperativen Komplikationen in der Herzchirurgie. Die Diagnose ist durch eine Reihe anderer postoperativer Komplikationen (Lungenembolie, Endokarditis) erschwert. Die Galliumanreicherung findet sich beim Postperikardiotomiesyndrom typischerweise erst zwei bis drei Wochen nach der Operation (Bufalino et al. 1983).

In der Literatur werden Fallbeispiele von Gefäßinfektionen aufgeführt, so bei einem mykotischen Aneurysma eines Iliakalgefäßes (Michal u. Coleman 1977) sowie bei katheterbedingter Thrombophlebitis (Miller 1981). Nach Gefäßoperationen im Bauchraum hat sich die Szintigraphie mit ^{67}Ga zur Frage der Protheseninfektion als eine wertvolle Methode erwiesen (Causey et al. 1980).

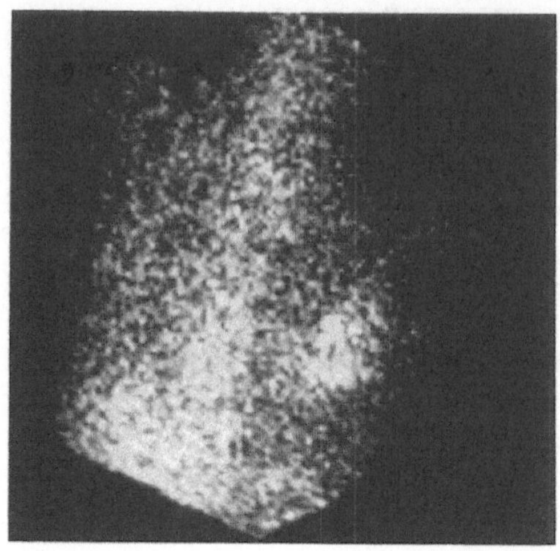

Abb. 26. Zustand nach Aortenklappen-
ersatzoperation. Intensive Galliumanreicherung im Herzen. Operativ bestätigte
Klappeninfektion

7.4 Lunge

Im normalen Lungengewebe ist die Galliumanreicherung gering. Bei autopti-
schen Untersuchungen wurden 1,5% der Dosis in der Lunge nachgewiesen
(Nelson et al. 1972). In der bronchoalveolären Lavageflüssigkeit Lungengesun-
der ist die Galliumaktivität zu 80% in den Makrophagen gebunden (Braude et
al. 1982). Durch Bronchoskopie und alveoläre Lavage ändert sich die Galliumeinlagerung in der Lunge nicht (Phillips et al. 1983). Eine pathologische Mehranreicherung von ^{67}Ga ist in der Lunge leichter nachzuweisen als im Abdomen,
da die Überlagerung durch Darmaktivität fehlt. Die Aktivitätsanreicherung im
Sternum, in den Rippen und in der Brust kann durch das spezifische Speichermuster leicht von der Aktivität in der Lunge abgegrenzt werden.

Neuere Untersuchungen haben gezeigt, daß die Galliumeinlagerung ein
sehr empfindlicher Parameter für die Aktivität einer Alveolitis bei interstitiellen
Lungenerkrankungen ist (Crystal et al. 1984). Die Aussagekraft des Galliumszintigramms wird (neben der Lungenbiopsie) nur von der bronchoalveolären
Lavage (BAL) übertroffen. Zur Vermeidung falsch-positiver Befunde müssen
bei der Interpretation der Galliumszintigraphie die vielfältigen Möglichkeiten
einer Galliumanreicherung in der Lunge (u. a. auch die Galliumeinlagerung in
den Mammae) berücksichtigt werden. Die Rate der falsch-positiven Befunde
bzw. Galliumeinlagerungen, die die Befundinterpretation erschweren könnten,
ist nach größeren Untersuchungszahlen jedoch gering, sie liegt unter 5% (Kubo
et al. 1979).

7.4.1 Pneumonie

Bei bakteriellen Pneumonien wird fast immer vermehrt ^{67}Ga eingelagert (Grebe 1983; Siemsen et al. 1978). Bei chronischer Pneumonie oder bei Bronchitis fehlt die Galliumanreicherung in der Mehrzahl der Fälle (Grebe 1983; Siemsen et al. 1978; Thadepalli et al. 1978; Dige-Petersen et al. 1972; Kinoshita et al. 1974). Galliumanreicherungen wurden bei Legionärskrankheit (Imbriano et al. 1983), bei Aspergillose (Muralidhara et al. 1982) und bei Kokzidiose (Stadalnik et al. 1980) beschrieben.

Ebenso wurde eine Galliumeinlagerung bei Pneumozystis-carinii-Infektion (Liebman 1983; Levenson et al. 1976; Gupta et al. 1980) festgestellt. Aufgrund der frühen Veränderungen im Galliumszintigramm erscheint die Szintigraphie für die Verlaufskontrolle besser geeignet als die Röntgenthoraxaufnahme (Liebman 1983). Die Pneumozystis-carinii-Infektion ist eine gefährliche Komplikation beim erworbenen Immunschwächesyndrom (AIDS). Durch die [67]Galliumszintigraphie ist es möglich, bei diesen Patienten eine Pneumozystis-carinii-Pneumonie frühzeitig zu erkennen, so daß auf eingreifendere diagnostische Verfahren wie Bronchoskopie verzichtet werden kann (Hattner et al. 1984a, Hattner et al. 1984b, Le et al. 1984).

7.4.2 Lungeninfarkt

Die Galliumszintigraphie kann bei der Differentialdiagnose Lungeninfarkt und Pneumonie anderer Genese hilfreich sein. Da der Lungeninfarkt nicht mit einer entzündlichen zellulären Infiltration einhergeht, ist erwartungsgemäß die Galliumanreicherung auch niedrig. Siemsen et al. (1978) und Niden et al. (1977) berichten über insgesamt 23 Fälle mit Lungeninfarkt und negativem Galliumszintigramm. Nach diesen Ergebnissen läßt sich bei einer Galliumanreicherung ein Lungeninfarkt als Ursache einer Pneumonie ausschließen.

7.4.3 Lungenabszeß

Lungenabszesse speichern regelmäßig Gallium. Ein Beispiel ist in Abb. 27 wiedergegeben. Bei diesem Patienten war die röntgenologische Diagnostik durch gleichzeitige Lungenmetastasen erschwert. Diese Metastasen zeigten keine Galliumanreicherung.

7.4.4 Tuberkulose

Aktive Tuberkulose kann durch die Galliumanreicherung gut von inaktiver Tuberkulose abgegrenzt werden. Die Galliumszintigraphie zur Unterscheidung einer aktiven von einer inaktiven Tuberkulose dürfte vor allem bei sputumnegativen Patienten oder bei Patienten mit ausgedehnten älteren Residuen im

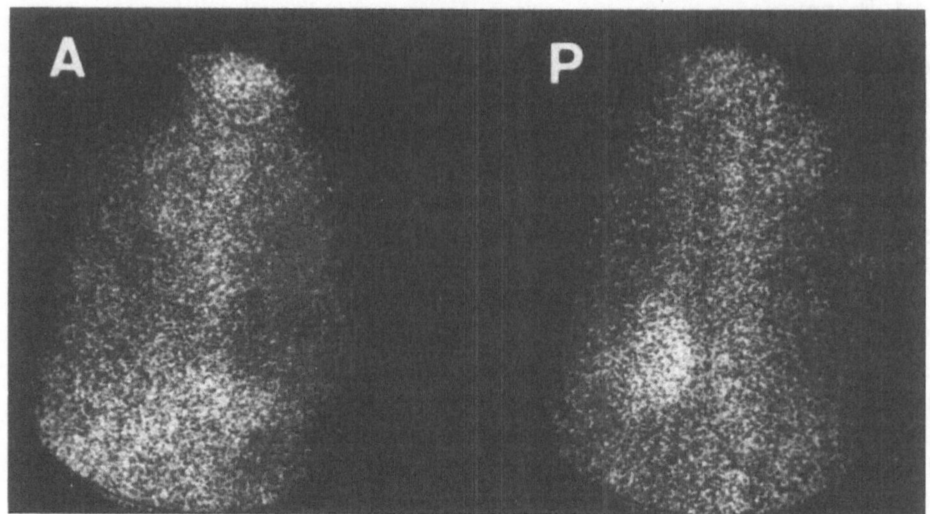

Abb. 27. Galliumanreicherung in einem Lungenabszeß (Anreicherung nur von dorsal erkennbar!)

Röntgenbild des Thorax von Wert sein (Siemsen 1978, Thadepalli 1978, Witek 1979). Die Tatsache, daß ruhende Tuberkulome kein Gallium speichern, ist bei der Differentialdiagnose des Rundherdes zur Abgrenzung eines Bronchusneoplasmas von Bedeutung (Kapitel Bronchusneoplasma).

Auf den Wert der Galliumszintigraphie als Suchmethode bei Verdacht auf extrapulmonale Tuberkulose wurde von Sarkar (Sarkar 1979) hingewiesen. Bei elf Patienten mit Verdacht auf extrapulmonale Tuberkulose wurde die Diagnose korrekt gestellt. Durch das Galliumszintigramm wurde ein Pott'scher Abszeß, eine Peritonealtuberkulose und dreimal eine Nierenbeteiligung nachgewiesen. Die szintigraphische Verlaufskontrolle zeigte bei diesen Patienten eine gute Übereinstimmung mit den klinischen Befunden.

7.4.5 Silikose

Bei Silikose wird stets eine vermehrte Galliumanreicherung beobachtet (Grebe 1983, Siemsen 1976). Dabei geht die Galliumanreicherung in vielen Fällen den röntgenologischen Veränderungen voraus. Daher ist die Galliumszintigraphie zur Frühdiagnostik der Silikose geeignet.

7.4.6 Sarkoidose

Die Galliumanreicherung bei aktiver Sarkoidose geht röntgenologischen Veränderungen sowohl im Lungenparenchym als auch in den mediastinalen und hilären Lymphknoten häufig voraus (Schermuly u. Sonnentag 1982; Beaumont

48

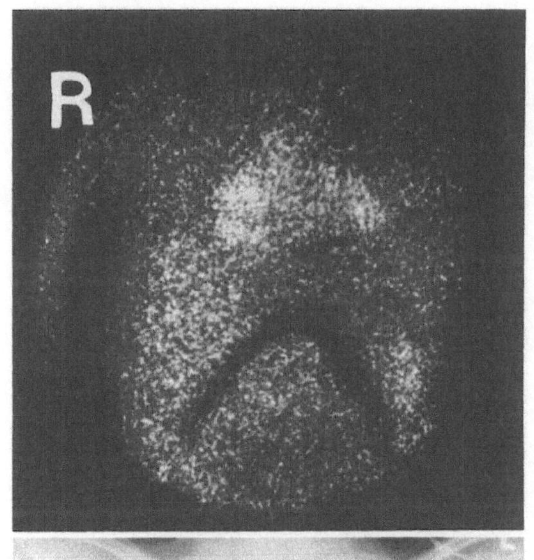

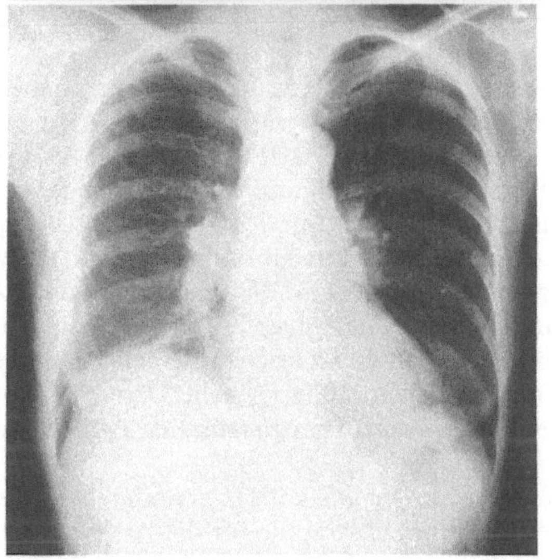

Abb. 28 a, b.
Lymphknotenanreicherung bei Morbus
Boeck. **a** Szintigramm;
b Röntgenthoraxaufnahme

et al. 1982; Herry et al. 1980; Klech et al. 1982; Alberts et al. 1981; Crystal et al. 1981). Bei gleichzeitigem Vorliegen von Alveolitis und Fibrose ist die Galliumszintigraphie der Röntgenuntersuchung des Thorax dadurch überlegen, daß eine Galliumanreicherung nur in Regionen mit Alveolitis und Granulombildung, nicht jedoch in Fibrosen zu finden ist. Im Röntgenbild sind Fibrosen manchmal schwer von entzündlichen Prozessen abzugrenzen, Fibrosen können andererseits gleichzeitig vorliegende entzündliche Prozesse maskieren.

Galliumszintigraphie und bronchoalveoläre Lavage (BAL). Eine gute Korrelation findet sich zwischen der Galliumeinlagerung in der Lunge und der Zahl der Lymphozyten, insbesondere der T-Lymphozyten, in der BAL-Flüssigkeit (Line

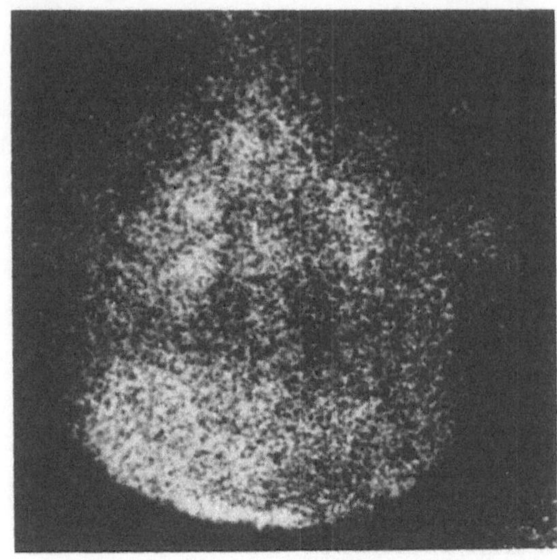

Abb. 29. Morbus Boeck mit pulmonaler Beteiligung. ^{67}Ga-Anreicherung hilär und in der rechten Lunge

1981, Crystal et al. 1981). Dem entsprechen auch Untersuchungen von Mertz, der in aktivierten T-Lymphozyten eine stärkere Galliumanreicherung fand als in normalen Lymphozyten (Mertz et al. 1974). Für den Nachweis der Alveolitis ist die Galliumszintigraphie etwas weniger sensitiv als die BAL, dies v. a., weil die hoch-normale Anreicherung von niedrig-pathologischen Befunden, z. B. auch durch die Aktivität in den Rippen, schwer abgegrenzt werden kann. Keogh et al. (Keogh et al. 1980) haben mit der BAL und der Galliumszintigraphie eine Einteilung der Alveolitis in eine „hoch"- und „niedrig"-intensive Alveolitis vorgenommen und zwischen beiden Patientengruppen einen erheblichen Unterschied im Verlauf festgestellt. Danach ergibt sich für beide Methoden ein hoher Stellenwert zur prognostischen Beurteilung der Sarkoidose.

Galliumszintigraphie und Angiotensin-converting-Enzym (ACE). Die Sensitivität der Galliumszintigraphie für die Aktivität der Sarkoidose wird von der Mehrzahl der Autoren höher angegeben als die des ACE (Klech et al. 1982; Gupta et al. 1982; Beaumont et al. 1982; Lawrence et al. 1983; Schoenberger et al. 1982). Die Spezifität der Galliumszintigraphie wird zwar von einigen Autoren weniger günstig beurteilt (Gupta et al. 1982; Klech et al. 1982), die Mehrzahl der Autoren betont jedoch gerade auch die hohe Spezifität der Galliumszintigraphie im Vergleich zur ACE-Bestimmung (Lawrence 1983; Schoenberger et al. 1982; Crystal 1981).

Extrapulmonale Sarkoidose. Außer im Mediastinum und im Hilus wurde ^{67}Ga in Lymphknoten des Abdomens, der Axilla, des Halsbereiches (Moinuddin u. Rockelt 1982), in der Haut, in Speicheldrüsen, Tränendrüsen und im Knochen nachgewiesen. Aufgrund dieser Befunde ist die Galliumszintigraphie zur Beurteilung eines extrathorakalen Befalls gut geeignet. Die gleichzeitige Anreicherung im Mediastinum, Speicheldrüsen und Tränendrüse ist für die Sarkoidose sogar so typisch, daß die Erkrankung aus diesem Anreicherungsmuster diagnostiziert werden kann.

7.4.7 Lungenfibrose

Die Tatsache, daß nur bei einem Teil der in der Literatur publizierten Fälle mit Fibrose eine ^{67}Ga-Anreicherung vorlag, erklärt sich damit, daß nur bei aktiven Prozessen mit Alveolitis eine ^{67}Ga-Anreicherung zu finden ist, nicht jedoch bei inaktiver Fibrose. Eine gute Übereinstimmung zwischen der Galliumszintigraphie und der Aktivität der Fibrose wurde bei 30 Patienten mit idiopathischer Lungenfibrose mitgeteilt. Die ^{67}Ga-Einlagerung korrelierte dabei sowohl mit den Befunden der Lungenbiopsie als auch der bronchoalveolären Lavage (Line et al. 1978).

7.4.8 Asbestose

Auch die aktive Asbestose geht mit einer ^{67}Ga-Einlagerung in der Lunge einher (Siemsen et al. 1978; Begin 1983). Von Interesse sind hierbei v. a. neuere Ergebnisse bei Asbestarbeitern (Begin 1982). Von 21 Arbeitern mit klinisch nachgewiesener Asbestose wiesen 17 eine exzessive ^{67}Ga-Anreicherung auf. Bei Arbeitern ohne klinische Zeichen einer Asbestose fand sich bei 43% eine Mehranreicherung im ^{67}Ga-Szintigramm. Atemfunktionswerte und Blutgasanalysen waren bei 87% dieser Patienten pathologisch gegenüber 29% pathologischer Befunde bei Patienten mit normalem szintigraphischem Befund.

7.4.9 Quantifizierung der Galliumanreicherung in der Lunge

Wegen der guten Eignung der Galliumszintigraphie für die Aktivitätsbeurteilung einer Alveolitis besteht zunehmend Interesse an einer besseren Quantifizierung der ^{67}Ga-Einlagerung. Die einzelnen Methoden sind bisher jedoch von einer Vereinheitlichung noch weit entfernt.

Für die *Intensität* der ^{67}Ga-Anreicherung wird die Leberanreicherung als Maßstab benutzt (Niden et al. 1976; Beaumont et al. 1982b, Gupta et al. 1982; Klech et al. 1982; Nosal et al. 1979; Lawrence et al. 1983) und eine Gradeinteilung vorgenommen:

Grad I   : Lungenaufnahme vorhanden, aber geringer als in der Leber,
Grad II : Lungenaufnahme gleich Leberaufnahme,
Grad III : Lungenaufnahme stärker als Leberaufnahme.

Die Intensitätsbestimmung (Begin et al. 1983; Line et al. 1978) zusammen mit der *Ausdehnung* und der Anreicherung in der Lunge über die Angabe der Flä-

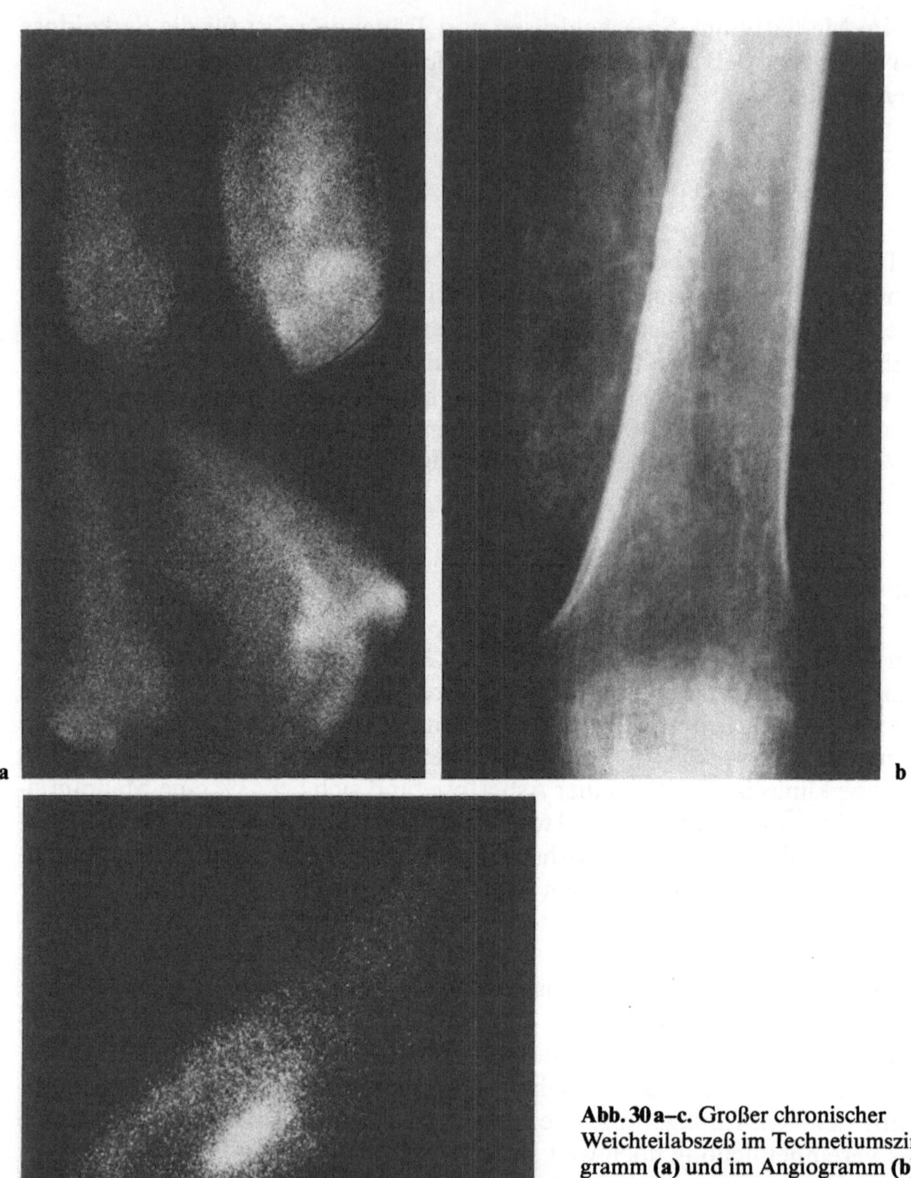

Abb. 30 a–c. Großer chronischer Weichteilabszeß im Technetiumszintigramm **(a)** und im Angiogramm **(b)**. Durch die Technetiumszintigraphie kann eine knöcherne Beteiligung nicht sicher ausgeschlossen werden. Erhebliche Aktivitätsanreicherung im Bereich des Kniegelenks **(c)**. Die Galliumszintigraphie markiert exakt den bei Operation gefundenen Entzündungsherd, der keine Beziehung zum Skelett aufwies

che (Begin 1983) oder des Volumens ergibt den sog. Galliumindex. Dabei setzen Line et al. (1978) noch einen Bewertungsfaktor für fleckige (0,5) und diffuse (1,0) Anreicherung hinzu.

Zur Verbesserung der Quantifizierung wird von Fernandez et al. (1982) eine sog. konjugierte Messung aus ^{67}Ga-Aufnahme von anterior und posterior sowie Thoraxdickenbestimmung durch Transmissionsszintigraphie mit ^{57}Co-Quelle angegeben. Der Vorteil quantitativer Messung durch Zählung der Impulsraten wird von Duffy et al. (1983) und von Van Unnik et al. (1983) hervorgehoben. Duffy et al. geben einen Quotienten Aktivität in den Lungen/Aktivität im Oberschenkel an. Van Unnik et al. bestimmen die Impulszahlen getrennt über Lunge und Hilus von anterior und posterior mit der Region-of-interest-Technik. Beim Normalkollektiv finden sie 10 Impulse/Pixel/min/mCi mit einer Standardabweichung von 2,5. Eine noch bessere Quantifizierung der Galliumaufnahme in den Lungen und damit eine Verbesserung der Ergebnisse ist durch die ECT möglich (Waxmann et al. 1983; O'Donnel et al. 1983).

7.4.10 Weitere Erkrankungen, bei denen die Galliumeinlagerung in der Lunge vermehrt sein kann

Eine vermehrte ^{67}Ga-Anreicherung in der Lunge wurde außerdem bei systemischem Lupus erythematodes (Niden et al. 1976), Wegener-Granulomatose (Line et al. 1978), Histiozytosis X (Javaheri et al. 1979), Sklerodermie (Baron et al. 1983) und eosinophilem Granulom (Javaheri et al. 1979, Shahrokh et al. 1979) beschrieben.

7.4.11 Medikamentös bedingte Galliumanreicherung in der Lunge

Bei der Scaninterpretation muß die Möglichkeit einer pulmonalen Anreicherung durch Medikamente berücksichtigt werden.

Die ^{67}Ga-Anreicherung ist dabei meist diffus, sie wurde bei Gabe von Zytostatika (Kubo et al. 1979; Rubery et al. 1980; McMahon 1978; Richman et al. 1975), Nitrofurantoin (Crook et al. 1982) und BCG (Jackson et al. 1977) beobachtet. Der pathologische Befund im Galliumszintigramm geht röntgenologisch nachweisbaren Veränderungen stets voraus.

7.5 Galliumanreicherung in entzündlichen Prozessen der Weichteile

Durch die Galliumszintigraphie läßt sich, besser als durch die Skelettszintigraphie, beurteilen, ob ein entzündlicher Prozeß der Weichteile auf die benachbarten Skelettanteile ausgedehnt ist oder nicht. Ein Beispiel hierfür ist in Abb. 30 wiedergegeben.

Phlegmonen zeigen ebenso wie Abszesse eine starke Galliumanreicherung. Durch die Galliumszintigraphie kann die Ausbreitung der Phlegmone gut abgegrenzt werden (Abb. 31).

Fallbeschreibungen liegen für eine Galliumanreicherung bei Pyomyositis, Rhabdomyolyse und Dermatomyositis vor.

7.6 Galliumszintigraphie zur Diagnostik des Infekts ungeklärter Ursache

Da sich ^{67}Ga in entzündlichen Prozessen anreichert, gleichgültig an welcher Stelle des Körpers, und ein Ganzkörperszintigramm eine einfache und relativ rasch durchzuführende Prozedur ist, erscheint die Galliumuntersuchung als ideale Methode zur Diagnostik des Fiebers ungeklärter Ursache. Entzündliche Prozesse außerhalb des Abdomens sind klinisch oder röntgenologisch zumeist einfacher zu diagnostizieren. So wird es sich bei der Frage des Fiebers ungeklärter Ursache zumeist um abdominelle Prozesse handeln, die durch die Galliumuntersuchung abzuklären sind. Da Gallium bei Virusinfektionen keine Anreicherung aufweist, scheiden diese als Indikation für eine Untersuchung mit Gallium aus.

Handelt es sich bei der Infektquelle um einen umschriebenen Abszeß, so sind die Methoden Ultraschalluntersuchung und Computertomographie wertvolle Verfahren zum Nachweis und v. a. zur genauen Lokalisation eines Abszesses. Insbesondere die Möglichkeit, eine Einschmelzung nachzuweisen, macht sie der Galliumszintigraphie in diesen Fällen überlegen. Dennoch haben auch diese Methoden ihre Fehlermöglichkeiten, so daß die Galliumszintigraphie auch bei abdominellen Abszessen zumindest als ergänzende Untersuchung notwendig werden kann.

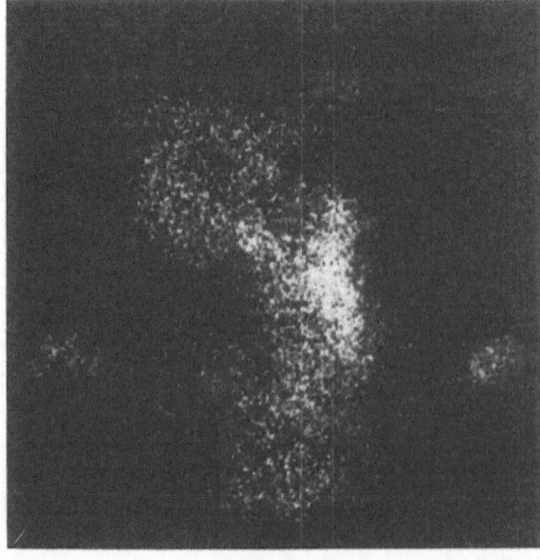

Abb. 31. Galliumanreicherung bei Halsphlegmone

Der eigentliche Wert der Galliumszintigraphie besteht jedoch darin, daß ungeklärte Infekte in vielen Fällen durch Ursachen bedingt sind, die sicher nicht durch Ultraschalluntersuchung und nur bedingt durch Computertomographie nachgewiesen werden können.

So wurden in einer von Teates u. Hunter (1975) veröffentlichten Untersuchung von 17 Patienten mit positivem Galliumszintigramm bei 9 Patienten die Infektquelle durch andere Untersuchungen nicht nachgewiesen. In einer vergleichenden Studie über Galliumszintigraphie und Ultraschalluntersuchung wurde für beide Methoden eine etwa gleich hohe Trefferquote beim Abszeßnachweis gefunden. Darüber hinaus wurde aber durch die Galliumszintigraphie bei 15 weiteren Patienten ein pathologischer Befund erhoben. Bei 8 Patienten war dieser Befund außerhalb des Abdomens gelegen (3 Patienten mit

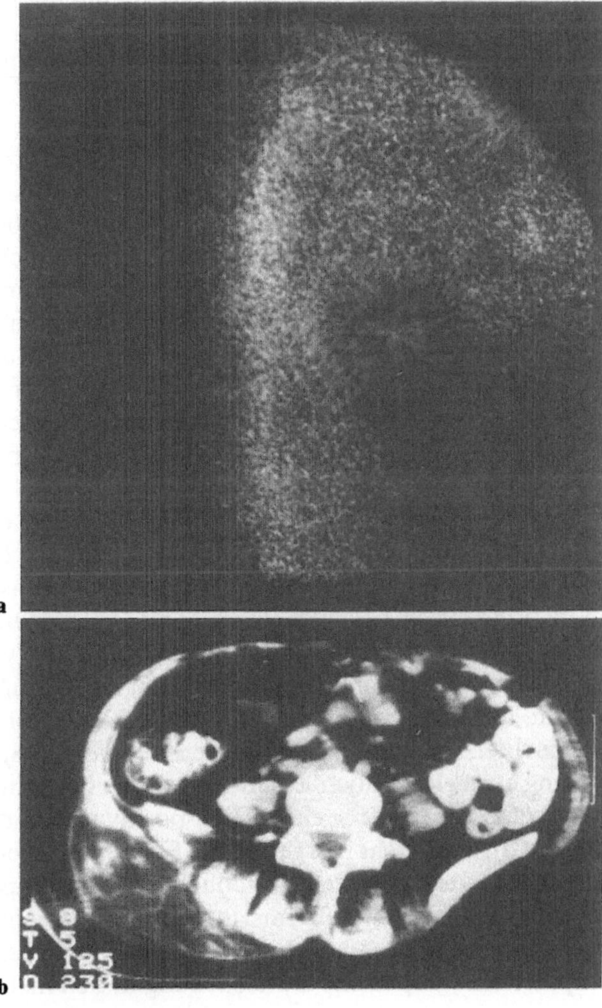

Abb. 32a, b. Abszeß in einer Muskelloge des Oberschenkels. **a** Szintigramm; **b** Computertomogramm

bakterieller Endokarditis, 2 Patienten mit Zellulitis der unteren Extremitäten, 3 Patienten mit Abszeß im M. glutaeus bzw. M. deltoideus) (Kumar et al. 1977). In einer vergleichenden Studie mit der Computertomographie war von 25 positiven Galliumszintigrammen bei 4 Patienten der Prozeß, der durch das Computertomogramm nicht nachgewiesen wurde, extraabdominell gelegen (Levitt et al. 1979). Von den intraabdominellen Prozessen, die nicht durch die Computertomographie entdeckt wurden, fanden sich Diagnosen wie Pyelonephritis, Lupusnephritis und Morbus Crohn. In einer Untersuchung von Ebrigt et al. (1982), die sich im übrigen sehr kritisch mit der Galliumszintigraphie auseinandersetzt, war bei 5 von 28 Patienten das Galliumszintigramm das für die Diagnosefindung entscheidende und überlegene Verfahren (2mal Status nach OP, einmal Pyelonephritis, Gallenblasenempyem, regionale Enteritis).

Da Gallium in Lymphomen vermehrt angereichert wird, führt in manchen Fällen von Fieber ungeklärter Ursache die Galliumszintigraphie zur Diagnose eines malignen Lymphoms. Bei unserem Patientengut waren es 2 Fälle mit ungeklärtem Fieber, bei dem ein Lymphom (einmal Morbus Hodgkin, einmal ein Non-Hodgkin-Tumor) Ursache des Fiebers war und durch die Galliumszintigraphie geklärt wurde.

In unserem Patientengut sahen wir bei der Fragestellung „Infekt ungeklärter Ursache" einmal eine Mehranreicherung im Herzen aufgrund einer infizierten Klappenprothese (Abb. 26), einmal eine Anreicherung bei einer Yersiniasepsis (Abb. 20), bei Morbus Crohn (Abb. 19), bei Pankreatitis, bei einem Lungenabszeß mit gleichzeitigem Vorliegen von nichtspeichernden Lungenmetastasen und 2mal eine Anreicherung bei Lymphomen.

Zahlreiche Publikationen über Gallium beinhalten Falldarstellungen, von denen viele im Sinne von Zufallsbefunden eine Galliumanreicherung aufwiesen. Ein Teil dieser Fälle wurde im Rahmen einer Infektsuche diagnostiziert. Befunde mit positivem Galliumszintigramm wie retroperitoneale Fibrose und Osteomyelitis veranschaulichen das weite Spektrum der möglichen Galliumanreicherung.

Es kann jedoch nicht genügend betont werden, daß wegen der vielen Ursachen einer Galliumanreicherung eine bestmögliche Kenntnis der Klinik des Patienten und eine gute Kooperation mit dem zuweisenden Arzt notwendig ist, um die Rate falsch-positiver Befunde möglichst klein zu halten.

Vor allem in einigen Arbeiten neueren Datums wird die bessere Sensitivität der Galliumszintigraphie im Vergleich zur nur mäßigen Spezifität unterstrichen (Moir u. Robins 1982; Ebrigt et al. 1982). Nach den Erfahrungen aus dem hier untersuchten Patientengut ist die Sensitivität und Spezifität der Galliumuntersuchung etwa gleich hoch. Dennoch werden bei dem weniger Geübten oder bei unkritischer Anwendung eher falsch-positive Befunde erhoben werden. Ordnet man das diagnostische Vorgehen bei Fieber unklarer Ursache in das Spektrum moderner Untersuchungen, einschließlich der Computertomographie ein, ist es gerechtfertigt, mit der Galliumszintigraphie zu beginnen, da sie die kostengünstigere Untersuchung ist und sich durch ein negatives Galliumszintigramm eine computertomographische Untersuchung in den meisten Fällen erübrigt.

7.7 Markierte Leukozyten – eine Alternative zu ^{67}Ga?

Mit radioaktiv markierten Leukozyten lassen sich entzündliche Prozesse mit
großer diagnostischer Sicherheit nachweisen. Von mehreren Arbeitsgruppen
liegen bereits Ergebnisse an jeweils über 1000 Patienten vor (Loken et al. 1982;
Forstrom et al. 1983). Wenn auch z.T. niedrige Spezifitäten von 59% (Rövekamp 1981) angegeben werden, so scheint die Leukozytenszintigraphie mit einer Spezifität von über 90% (Loken et al. 1982; Sfakianakis et al. 1982; Forstrom et al. 1983) eine sehr sichere Methode zu sein.

Die Vor- und Nachteile der Szintigraphie mit markierten Leukozyten und
^{67}Ga sind in Tabelle 7 gegenübergestellt.

Der entscheidende Nachteil der Leukozytenszintigraphie ist jedoch der erhebliche Aufwand der Markierung, die mehrere Stunden benötigt und zu der
ein gut eingearbeitetes Personal Voraussetzung ist. Auch wenn Vereinfachun-
gen bei der Leukozytenmarkierung beschrieben werden, so z.B. durch Verwen-
dung von Oxin oder Tropolonat, ist zumindest derzeit noch für die überwiegende Anzahl der nuklearmedizinischen Institutionen die Methode der Leukozytenmarkierung nicht einsetzbar.

Von der Mehrzahl der Untersucher wird als radioaktive Substanz ^{111}In verwendet. ^{111}In ist aber gegenüber ^{67}Ga ebenso kostenaufwendig und in den
Strahlungseigenschaften nur wenig günstiger. Über Leukozytenmarkierung mit
^{99m}Tc wird derzeit nur von wenigen Arbeitsgruppen berichtet (Schroth et al.
1979; Farid et al. 1983).

Tabelle 7. Vergleich der Eigenschaften von ^{67}Ga und markierten Leukozyten für die Szintigraphie

^{67}Ga	Markierte Leukozyten
Substanz liegt injektionsfertig vor	Markierung der Leukozyten arbeits- und zeitaufwendig
Befundinterpretation durch Aktivität in Leber, Milz und Darm erschwert	Wegen fehlender Backgroundaktivität im Darm und Skelett gut geeignet für entzündliche Prozesse an Knochen und Darm
Verwendbar auch bei Patienten mit Granulozytopenie. Darstellung verschiedener entzündlicher Prozesse mit geringer oder fehlender Leukozytenbeteiligung	Leukozytenanreicherung erfolgt schneller als ^{67}Ga-Anreicherung, daher positiver Befund häufig frühzeitiger (Stunden) zu erhalten

Ein Vorteil der Leukozytenszintigraphie ist möglicherweise der, daß die Anreicherung schneller erfolgt als bei ^{67}Ga, so daß ein positiver Befund früher vor-
liegt. Allerdings wird von manchen Autoren eine geringe Sensitivität bei den
Frühszintigrammen angegeben (Datz et al. 1983), so daß zum sicheren Ausschluß einer Entzündung ein Szintigramm nach 24 h erforderlich ist.

Sfakianakis wies schließlich darauf hin, daß ältere entzündliche Prozesse
mit markierten Leukozyten nicht so gut nachgewiesen werden wie mit ^{67}Ga

(Sfakianakis et al. 1982), so daß sich generell bei der Suche nach einem ungeklärten Infekt eine niedrigere Sensitivität für Leukozyten (67%) gegenüber dem ^{67}Ga (95%) ergibt. Gut geeignet ist die Leukozytenszintigraphie dagegen wiederum bei Prozessen, bei denen die ^{67}Ga-Szintigraphie wegen erhöhter Untergrundaktivität beeinträchtigt ist, wie am Skelett oder Darm (Vivian et al. 1983).

7.8 Untersuchung bei Kindern

Aus Gründen des Strahlenschutzes wird man ^{67}Ga bei Kindern mit größerer Zurückhaltung einsetzen als bei Erwachsenen. Die hohe Treffsicherheit der Galliumszintigraphie bei entzündlichen Prozessen auch bei Kindern (Müller 1981; Sfakianakis et al. 1982) rechtfertigt es jedoch, in bestimmten Fällen diese Methode anzuwenden. Die Verbesserung der Meßtechnik mit Gammakamera, Dreipeakmessung und verbesserten Kollimatoren wird in Zukunft die Applikation kleinerer Aktivitätsmengen bei Kindern ermöglichen.

8 Tumordiagnostik

8.1 Vorbemerkung

Nach der aufsehenerregenden Entdeckung einer Galliumanreicherung im Tumor (Edwards u. Hayes 1969) folgten in den darauffolgenden Jahren zahlreiche, z. T. multizentrisch angelegte Untersuchungen.

Die hochgesteckten Erwartungen wurden jedoch enttäuscht: ^{67}Ga erwies sich nicht als ein universell einzusetzender Tumormarker. Die weiteren Untersuchungen der 70er Jahre zur Tumordiagnostik mit ^{67}Ga konzentrierten sich dann mehr auf Tumoren, die durch ^{67}Ga gut nachgewiesen werden, z. T. mit Schwerpunkt auf das Staging dieser Tumoren. Tumordarstellungen mit verbesserter Technik durch Gammakamera und höhere Dosierung wurden erst gegen Ende der 70er Jahre publiziert. Die Ergebnisse sind vielversprechend (Kaplan et al. 1983), bedürfen jedoch einer breiteren Bestätigung. Vergleichende Untersuchungen mit der Computertomographie sind zwar noch spärlich, zeigen aber bereits interessante Aspekte für die Galliumszintigraphie.

Hoffer hat in einer kritischen Beurteilung der vorliegenden Literatur und eigener Ergebnisse herausgearbeitet, bei welchen Tumoren die Galliumszintigra-

Tabelle 8. Einteilung der Tumoren nach ihrem Nachweis mit ^{67}Ga

---

Tumoren, bei denen die Galliumuntersuchung vorteilhaft ist:
    Bronchialkarzinom
    Malignes Lymphom
    Malignes Melanom
    Pleuramesotheliom
    Undifferenziertes Schiddrüsenkarzinom
    Hodentumoren
    Plasmozytom[a]
    Tumoren im Kindesalter[a]
    Osteosarkom[b]
    Leukämie[b]
Tumoren, bei denen die Galliumuntersuchung keinen diagnostischen Gewinn bringt:
    Tumoren des Kopf- und Halsbereiches
    Differenzierte Schilddrüsentumoren
    Hirntumoren
    Gastrointestinale Tumoren
    Mammatumoren
    Tumoren des Urogenitaltraktes (Ausnahme: Hodentumoren)

---

[a] Indikation zur prognostischen Beurteilung.
[b] Zur Verlaufskontrolle unter zytostatischer Therapie.

phie lohnend ist und bei welchen nicht (Hoffer 1980b). Unter Berücksichtigung der in der Literatur bestehenden, z.T. sehr divergierenden Auffassungen und der technischen Veränderungen gibt die Tabelle 8 eine Übersicht, bei welchen Tumoren die Galliumszintigraphie sinnvoll ist. Einzelne neuere Untersuchungen haben hierbei zu einer leichten Modifizierung der von Hoffer publizierten Einteilung geführt.

8.2 Maligne Lymphome

Hodgkin-Lymphome zeigen bei 90% der Patienten und bei 70% der einzelnen befallenen Lymphknoten eine Galliumanreicherung. Von Non-Hodgkin-Lymphomen ist die Nachweiswahrscheinlichkeit beim Burkitt-Lymphom mit über 90% am besten. Weniger gut nachzuweisen sind histiozytische Lymphome (70%) und lymphozytenreiche, gering differenzierte Lymphome (ca. 50%) (Literatur bei Teates et al. 1978).

Die Nachweisbarkeit der Tumoren ist abhängig:
1) Von der Größe: Tumoren mit einem Durchmesser von unter 1 cm werden i.allg. nicht erkannt. Bei größeren Tumoren steigt die Nachweisbarkeit linear bis zu Tumoren mit über 5 cm Durchmesser an. Große Tumoren sind durch Nekrosen oder ungenügende Blutversorgung wiederum schwieriger durch die Galliumszintigraphie nachzuweisen.
2) Von der Lage: Befallene Lymphknoten werden am besten im Thoraxraum (mehr als 95%) und Halsbereich (ca. 80%), weniger gut im Abdomen (ca. 50%) und inguinal-femoral (50%) erkannt.

8.2.1 Diagnose

Gelegentlich wird bei Fieber ungeklärter Ursache ein malignes Lymphom im Galliumszintigramm entdeckt. Derartige Fälle werden in der Literatur von vielen Arbeitsgruppen beschrieben, wir selbst fanden 2mal ein malignes Lymphom (Abb.33) bei unklarem Fieber. Vor der histologischen Diagnose ist die Galliumszintigraphie ansonsten nur von beschränktem Nutzen. So kann, wenn klinisch oder röntgenologisch der Verdacht auf ein malignes Lymphom besteht, durch das Galliumszintigramm ein für die histologische Untersuchung besser zugänglicher Lymphknoten aufgedeckt werden (z.B. Axilla, Pektoralis, infraklavikulär).

8.2.2 Staging

Die Rolle der Galliumszintigraphie für das initiale Staging wird von den einzelnen Autoren unterschiedlich eingeschätzt. Für den Einsatz der Galliumszintigraphie beim Staging der Lymphome spricht v.a. die hohe Sensitivität für den

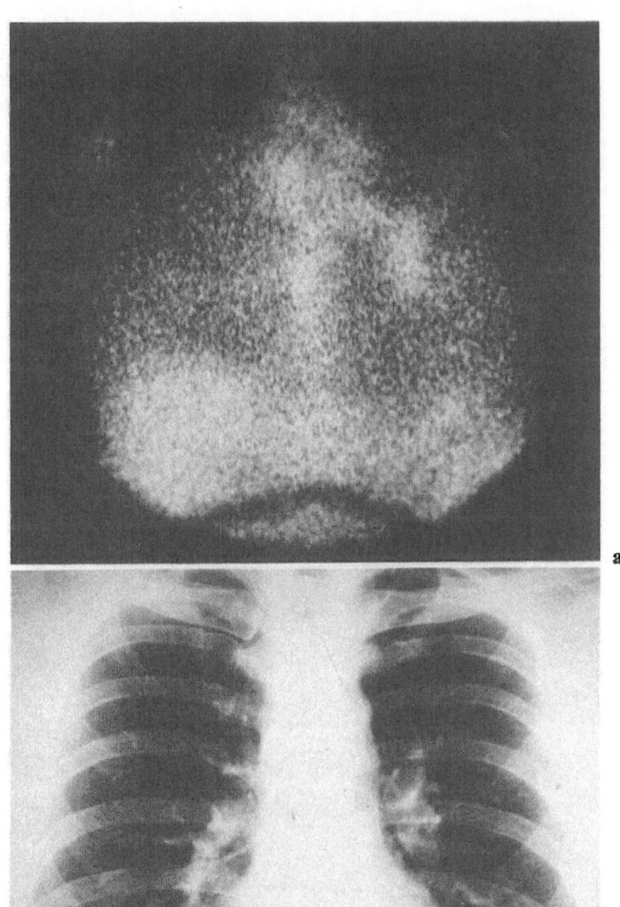

Abb. 33a, b. Morbus Hodgkin: Massive Anreicherung im oberen Mediastinum und links hilär. Zur Zeit des Galliumszintigramms **(a)** war im Röntgenbild des Thorax **(b)** und im Computertomogramm noch kein eindeutig pathologischer Befund zu erheben

mediastinalen Lymphknotenbefall. In bis zu 30% der Fälle ist ein mediastinaler Lymphknotenbefall durch die Galliumszintigraphie nachweisbar, wenn der Röntgenbefund der Thoraxorgane noch negativ ist (Kay u. McReady 1972; Seabold et al. 1976; Longo et al. 1980). Obwohl die Sensitivität für das Abdomen schlechter ist, sind die Ergebnisse der Galliumszintigraphie ähnlich gut wie die der Lymphographie. Im ^{67}Ga-Szintigramm ist darüberhinaus ein Tumorbefall in nicht durch die kaudale Lymphographie erreichbaren Lymphknoten, wie z. B. im mesenterialen Lymphknoten, Lymphknoten des Leberhilus und hochparaaortalen Lymphknoten nachweisbar.

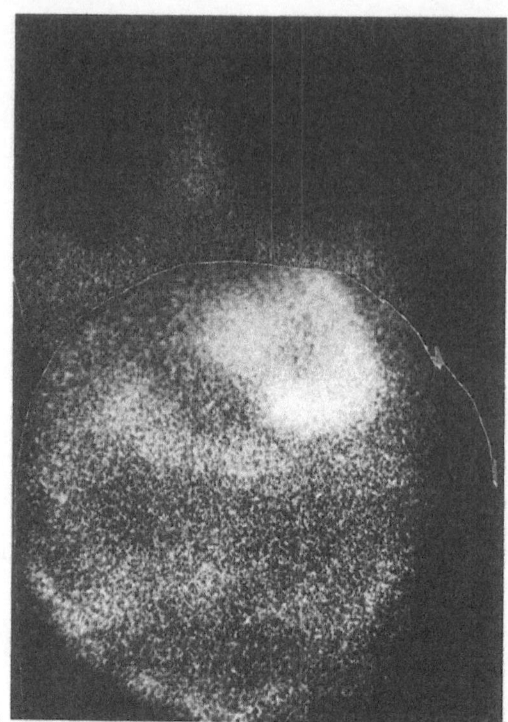

Abb. 34a, b. Großes malignes Lymphom im linken Oberbauch. **a** Szintigramm; **b** Röntgen-untersuchung des Magens

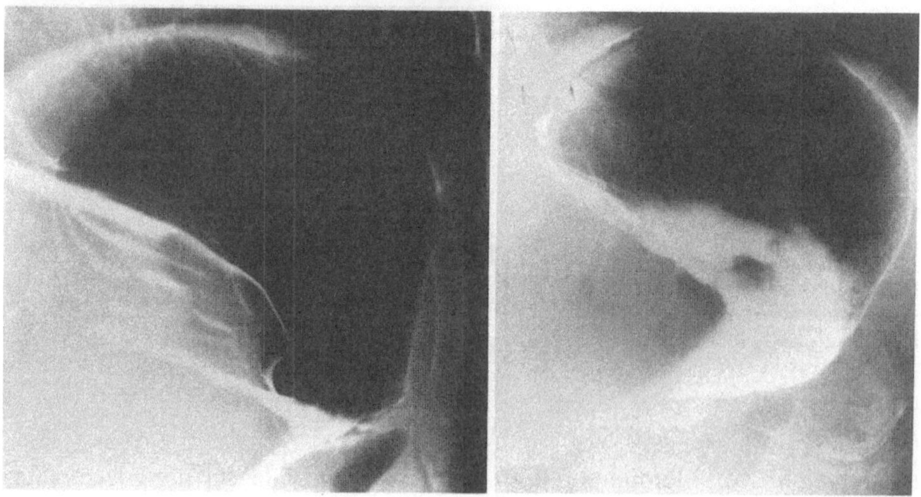

Bei einem Teil der Patienten wird durch das ^{67}Ga-Szintigramm ein Befall in parenchymatösen Organen nachgewiesen, was eine Einordnung in das Stadium IV bedeutet. So wurde duch die ^{67}Ga-Szintigraphie ein Befall der Pleura, in der Lunge, am Perikard, im Darm und Skelett beschrieben (Seabold et al. 1976; King et al. 1980).

62

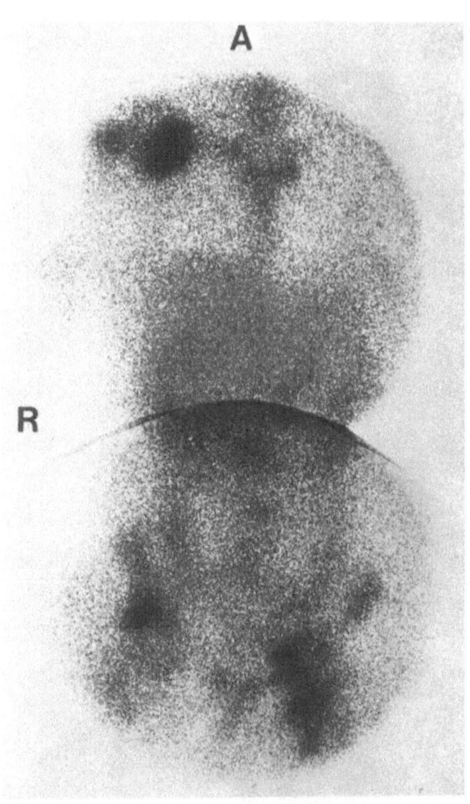

Abb. 35. Multiple Anreicherungen bei
Non-Hodgkin-Lymphom

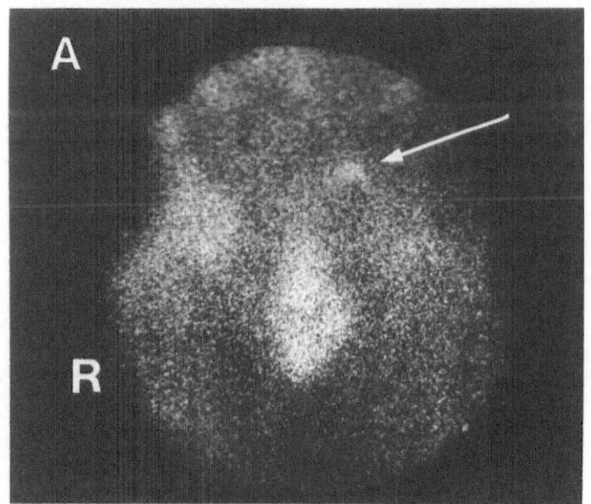

Abb. 36. Rezidiv eines
Morbus Hodgkin links ilakal

Für den Tumornachweis im Skelett beträgt die Sensitivität der ^{67}Ga-Szinti-
graphie etwa 50%. Wegen der günstigeren Ergebnisse der Technetiumphos-

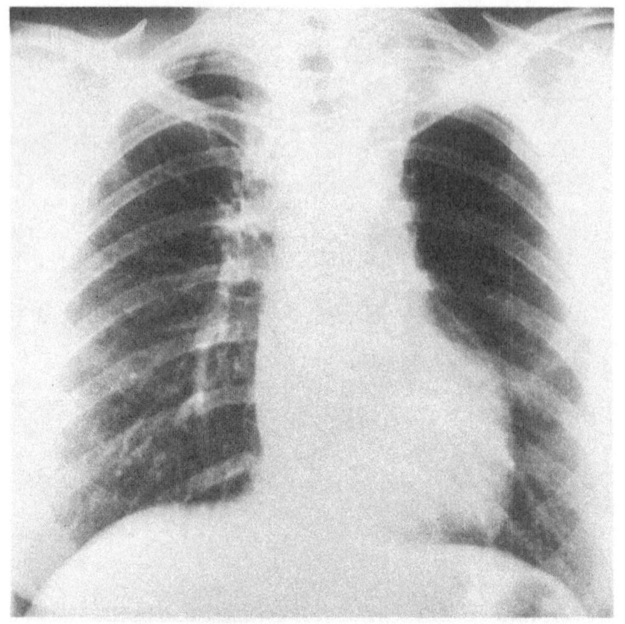

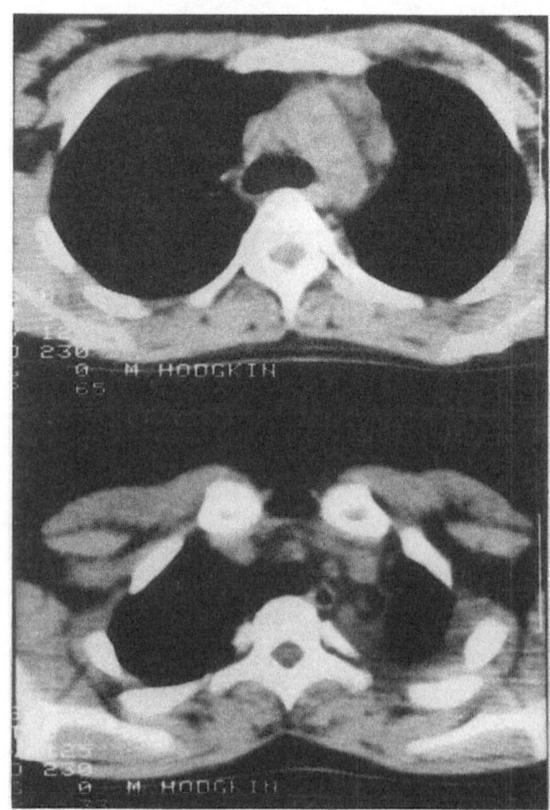

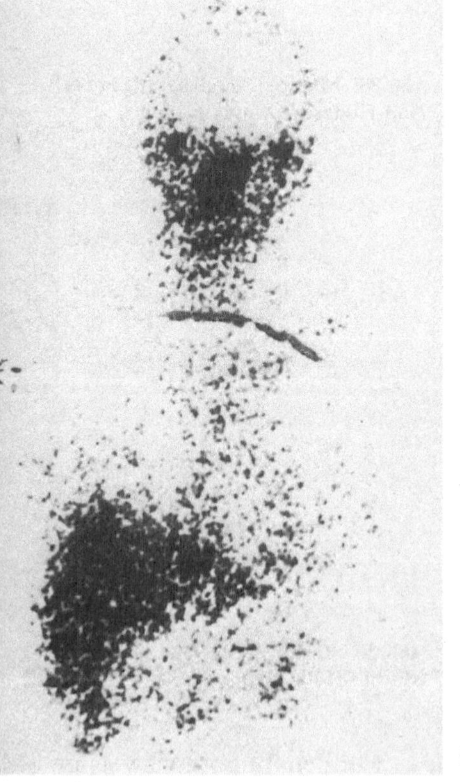

Abb. 37 a–c

phatskelettszintigraphie ist allerdings beim Tumorstaging auf diese nicht zu verzichten.

Keine der gegenwärtigen zum Staging verwendeten Methoden kann durch die Galliumszintigraphie ersetzt werden. Angesichts der geringen Belastung für den Patienten und der Tatsache, daß in ca. 25% der Fälle ein unvermuteter Tumorbefall im Galliumszintigramm nachgewiesen wird, ist die Galliumszintigraphie dennoch ein wichtiges ergänzendes Verfahren beim Staging des malignen Lymphoms. Wegen der geringen falsch-positiven Rate von nur 5% kommt insbesondere dem pathologischen Befund im Galliumszintigramm eine hohe Aussagekraft zu.

8.2.3 Verlaufskontrolle

Die Galliumszintigraphie ist wenig geeignet für die Beurteilung eines Therapieerfolges. Die Abnahme der Galliumspeicherung in einem Tumor nach Therapie ist nicht in allen Fällen gleichbedeutend mit einem guten Ansprechen auf die Therapie. Lediglich das Persistieren der Aktivität kann im Sinne einer ineffektiven Therapie interpretiert werden. Die Galliumszintigraphie ist dagegen eine gute ergänzende Methode für die Diagnostik eines Rezidivs. Insbesondere bei Veränderungen im Thoraxbereich durch Strahlenfibrose ist das Galliumszintigramm beim Nachweis oder Ausschluß eines Rezidivs von großem Nutzen. Zwei Beispiele für die Fragestellung eines Tumorrezidivs bei Morbus Hodgkin sind in den Abb. 36 und 37 dargestellt.

Bei großen Narben im Abdomen und Thorax ist die tumorspezifische Aussage des ^{67}Ga-Szintigramms nach neueren Untersuchungen auch der Computertomographie und der Ultraschalldiagnostik überlegen (Kaplan et al. 1983).

Die Ergebnisse v. a. der neueren Literatur mit verbesserter Untersuchungstechnik (Gammakamera mit Dreipeakmeßtechnik, hohe ^{67}Ga-Dosis von 10 mCi) unterscheiden sich ganz beträchtlich von denen früherer Arbeiten. So wird von Kaplan et al. (1983) die Sensitivität der Galliumszintigraphie auf der Basis des regionalen Befalles mit 97% bei Hodgkin-Tumoren und 92% bei Non-Hodgkin-Tumoren bei einer Spezifität von 100% für beide Tumoren angegeben.

8.3 Bronchialkarzinom

Der überwiegende Teil aller Bronchialkarzinome reichert ^{67}Ga an. Der Prozentsatz einer positiven Galliumanreicherung beträgt über 90%. Eine Zusammenstellung aus 14 Literaturstellen ergibt bei insgesamt 1385 Patienten eine Sensitivität von 91% (Tabelle 9).

◀ **Abb. 37 a–c.** Röntgenologisch **(a)** und computertomographisch **(b)**. Verdacht auf Rezidiv linksthorakal bei Morbus Hodgkin. Galliumszintigramm (negativ) **(c)**, durch Operation bestätigt

Tabelle 9. Sensitivität des Bronchialkarzinoms für eine Anreicherung von ^{67}GA

	n	davon positiv	Galliumanreicherung in %
Mühe (1971)	20	18	90
Kempen et al. (1978)	142	132	93
Ito et al. (1971a)	21	21	100
Fogh u. Edeling (1972)	73	70	96
Higasi et al. (1972)	19	18	95
Langhammer et al. (1972)	62	56	90
Van der Schoot et al. (1973)	85	78	92
Fröhlich et al. (1973)	105	96	91
Wentz et al. (1973)	22	96	95
Deland et al. (1974)	172	146	85
Kinoshita et al. (1974)	70	69	99
Palermo u. Patrese (1974)	22	19	86
Paterson u. McReady (1975)	308	276	90
Siemsen et al. (1978)	264	237	90
Insgesamt	1385	1257	91

Die erhöhte ^{67}Ga-Aufnahme in einem intrathorakal gelegenen Tumor ist leicht erkennbar, da die Lungen wenig ^{67}Ga aufnehmen und die Skelettstrukturen gut abgegrenzt werden können.

Die Nachweisbarkeit des Tumors ist wiederum abhängig:

1) Von der Größe: Unter 1,5–2 cm werden Lungentumoren i. allg. nicht nachgewiesen.
2) Von der Lokalisation: Tumoren im rechten Unterlappen können durch die Leberüberlagerung verborgen bleiben.

Außerdem können sich Tumoren durch Nekrose, hinter großen Pleuraergüssen und nach zytostatischer Therapie dem Nachweis entziehen. Die Rolle der Histologie scheint für den Tumornachweis von untergeordneter Bedeutung, auch wenn sich bei quantitativen Messungen Unterschiede für Tumoren verschiedener Histologie ergeben (Higashi et al. 1982).

Die Möglichkeit einer Galliumanreicherung in der Lunge durch benigne Prozesse (s. Kap. 7.4 Lunge) muß beachtet werden. Allerdings lassen sich die meisten benignen Prozesse in der Lunge (Sarkoidose, Tuberkulose, Infektionen) durch andere Untersuchungen, wie Labor oder Röntgen, klären.

8.3.1 Diagnose

Lungenrundherde stellen wegen ihrer peripheren Lage und der dadurch fehlenden Möglichkeit einer bronchoskopischen oder zytologischen Diagnostik ein großes diagnostisches Problem dar. Bei rund 50% der Lungenrundherde liegt ein benigner Prozeß vor, dessen Benignität neuerdings durch die Computertomographie aufgrund des Kalknachweises wahrscheinlich gemacht werden kann.

Die Galliumszintigraphie mit ihrer hohen Sensitivität für Bronchialkarzinome erlaubt es, bei einem Rundherd mit einer Größe von über 2 cm Durchmesser, wenn keine Therapie mit Zytostatika oder Bestrahlung vorausging, aufgrund der fehlenden Aktivitätsanreicherung ein Bronchialkarzinom praktisch auszuschließen, während ein positives Szintigramm den malignen Charakter des Prozesses mit hoher Wahrscheinlichkeit sichert.

Bei unklarer *Hilusvergrößerung* kann die Galliumszintigraphie hilfreich sein. Maligne Tumoren oder eine aktive Sarkoidose können von Gefäßen oder einer inaktiven Sarkoidose abgegrenzt werden.

Kleine, durch hiläre oder epiphrenische Lage im Röntgenbild des Thorax verborgene Lungentumoren sind durch die Galliumszintigraphie aufgedeckt worden (Pannier et al. 1982; Siemsen et al. 1978; Fosburg et al. 1979). Auch bei ausgedehnten spezifischen Residuen, die die Beurteilung des Röntgenbildes erschweren, kann die Galliumszintigraphie für den Ausschluß oder die Sicherung eines Bronchialkarzinoms von Nutzen sein.

8.3.2 Staging

Mit Ausnahme des kleinzelligen anaplastischen Karzinoms ist die Operation die bevorzugte Behandlung eines Tumors im Stadium I. In diesen Fällen ist mit Heilungsraten von über 50% zu rechnen. Im allgemeinen dient die Mediastinoskopie zur Auswahl der Patienten, die für eine chirurgische Intervention geeignet sind. Durch die Mediastinoskopie sind allerdings Lymphknoten im Aortenfenster- und Subcarinabereich oft nicht zugänglich. Außerdem ist die Mediastinoskopie ein Eingriff, der immerhin eine Allgemeinnarkose erfordert und zu etwa 1% mit schweren Zwischenfällen verbunden ist. So besteht ein großes Interesse, durch andere, weniger eingreifende Verfahren die Mediastinoskopie zu umgehen. Eine mediastinale oder hiläre Tumorausbreitung kann durch das ^{67}Ga-Szintigramm mit hoher Treffsicherheit nachgewiesen werden (Tabelle 10).

Tabelle 10. Sensitivität und Spezifität der Galliumszintigraphie beim Nachweis eines hilären oder mediastinalen Lymphknotenbefalls des Bronchialkarzinoms

	Sensitivität		Spezifität	
		[%]		[%]
Fosburg et al. (1979)	42/48	88	19/22	86
De Meester et al. (1979)	18/24	75	17/23	81
Lesk et al. (1978)	17/19	89	10/15	67
Lunia et al. (1981)	48/52	92	16/23	70
Alazraki et al. (1978)	11/11	100	10/14	71
Pannier (1982)			15/15	100
Brereton et al. (1978)	38/45	84		
Julien et al. (1982)	22/24	92	5/10	50

Falsch-negative Befunde sind durch einen paramediastinalen, großen Primärtumor oder durch Tumorbefall unter der szintigraphischen Nachweisgrenze bedingt. Wegen der hohen Sensitivität des ^{67}Ga-Szintigrammes für die mediastinale Beteiligung verzichten viele Autoren bei negativem Galliumszintigramm auf die Mediastinoskopie (Fosburg et al. 1979; Pannier et al. 1982; Lunia et al. 1981; Alazraki et al. 1978).

Wie bei den malignen Lymphomen ist für das Staging des Tumors von Bedeutung, daß das ^{67}Ga-Szintigramm als Suchmethode einen Tumorbefall in vorher unvermuteten Regionen, wie Axilla, supra- oder infraklavikulären Regionen, aufdecken kann.

Bisher liegen wenige vergleichende Untersuchungen über Galliumszintigraphie und Computertomographie für die Diagnostik der mediastinalen Bronchialkarzinomausbreitung vor. Nach diesen Untersuchungen liegt die Treffsicherheit der Computertomographie jedoch kaum höher als die der Galliumszintigraphie (Julien et al. 1982; Rossi, Diskussion bei De Meester et al. 1979).

Die Mehrzahl der extrathorakalen Tumorabsiedelungen wird durch die ^{67}Ga-Szintigraphie nachgewiesen. [Eine Ausnahme hiervon bilden Metastasen kleinzelliger Bronchialkarzinome (Brereton et al. 1978)]. Von De Meester et al. (1979) werden eine hohe Treffsicherheit mit 75% Sensitivität und 100% Spezifität mitgeteilt (40 Patienten). Die Treffsicherheit ist v. a. bei Skelettmetastasen hoch, weniger gut bei Hirnmetastasen. Metastasen in Nieren, Nebennieren sowie in der Leber wurden durch das Galliumszintigramm nachgewiesen. Die Angaben anderer Autoren entsprechen etwa diesen Ergebnissen (Deland et al. 1974; Littenberg et al. 1973; Bekerman 1977).

8.3.3 Die Galliumszintigraphie zur Prognose und Verlaufskontrolle

Eine enge Beziehung besteht zwischen Galliumanreicherung (normiert auf Tumorvolumen) und Verdopplungszeit des Tumors: je stärker die Anreicherung, desto kürzer die Verdopplungszeit (Sugawara et al. 1981). Ebenfalls findet sich bei stärkerer Galliumanreicherung eine höhere Inzidenz einer Metastasierung und eine kürzere Überlebenszeit. Bronchialkarzinome mit hoher Galliumanreicherung zeigen eine bessere Ansprechbarkeit auf Strahlentherapie als Tumoren mit niedriger Anreicherung (Higashi et al. 1980). Durch die quantitative Aktivitätsmessung läßt sich das Ansprechen auf eine Zytostatikatherapie (erkennbar am Abfall der Aktivitätsanreicherung) noch vor dem Röntgenbild und der Klinik erkennen (Mc Cready 1982).

Die Beurteilung der Tumorgröße nach Therapie, aber auch die Nachweismöglichkeit eines Rezidivs ist im Röntgenbild durch postoperative Veränderungen, Dystelektasen, Pneumonien, Pleuraergüsse und Strahlenfibrosen erschwert. Der Galliumszintigraphie kommt daher gerade beim Bronchialkarzinom eine große Bedeutung für die Diagnostik eines Rezidivs zu (Peters u. Desai 1983).

8.4 Malignes Melanom

Ohne nachweisbare Metastasen ist die chirurgische Behandlung des Primärtumors in über 90% der Fälle kurativ. Fernmetastasen, klinisch häufig unerwartet, sind jedoch bei diesem Tumor nicht ungewöhnlich. Diese Metastasen oder Rezidive können (v.a. nach neueren Arbeiten – Kirkwood et al. 1982; Jackson et al. 1977; Pecking et al. 1981) mit hoher Wahrscheinlichkeit durch die Galliumszintigraphie nachgewiesen werden. Die Sensitivität beträgt nach Kirkwood et al. 82%, entsprechende Ergebnisse können aus den Arbeiten von Jackson et al. und Pecking et al. abgeleitet werden. Besonders vorteilhaft ist auch die niedrige Rate falsch-positiver Befunde (1–5%). Hirnmetastasen werden im Galliumszintigramm eher übersehen, ebenso Lungenmetastasen. Andererseits wurden auch Metastasen im Mediastinum und in der Lunge beschrieben, die röntgenologisch nicht nachzuweisen waren und bei denen sich erst im Verlauf der Befund des Galliumszintigramms bestätigte.

Interessanterweise fanden Kirkwood et al. bei der einzigen im Galliumszintigramm übersehenen Lymphknotenmetastase eine amelanotische Metastase.

Probleme bei der Szintigramminterpretation können Hauttransplantate verursachen. Auch eine durch BCG-Behandlung bedingte ^{67}Ga-Einlagerung in der Lunge oder im Abdomen kann die Beurteilung des Szintigramms erschweren. Eine Galliumanreicherung bei Melanom zeigen die Abb. 38 und 39.

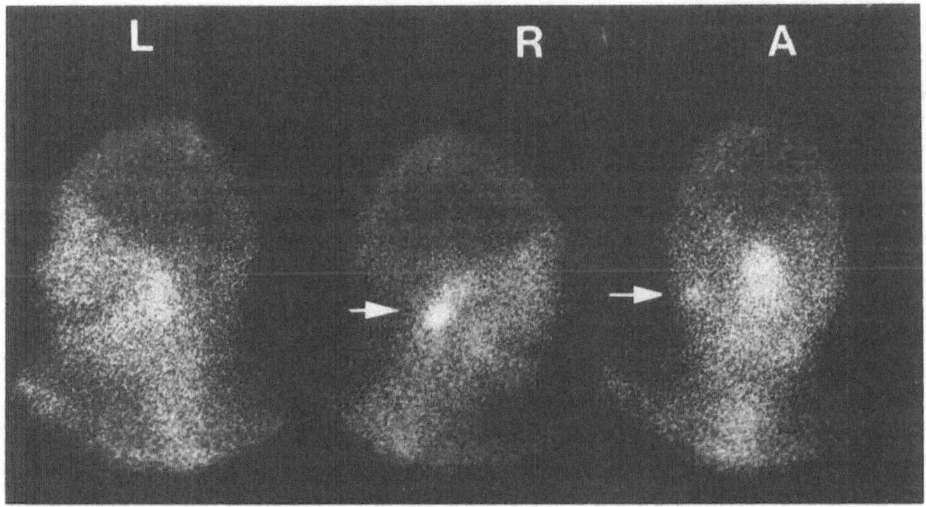

Abb. 38. Rezidiv bei malignem Melanom am Kieferwinkel rechts. Kleiner Tumor, der vor der Galliumszintigraphie klinisch nicht vermutet wurde

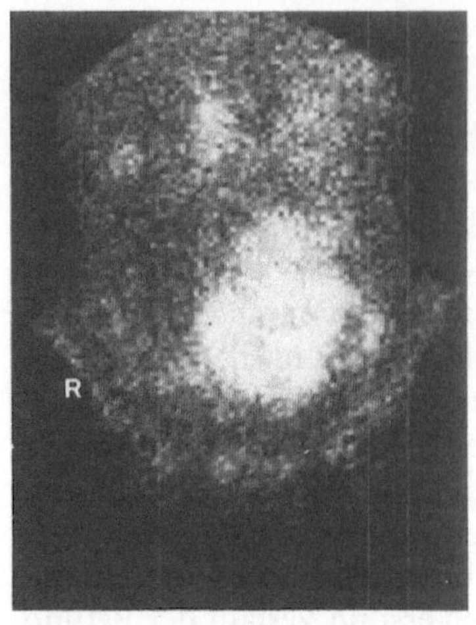

Abb. 39 a, b. Großer Tumor im Abdomen, szintigraphischer **(a)** und computertomographischer Befund **(b)**

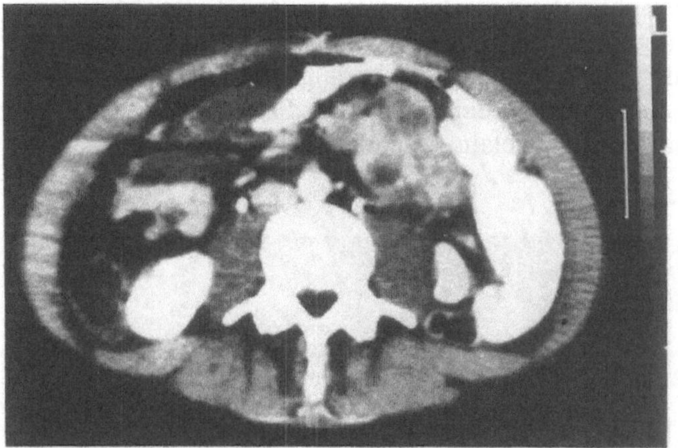

8.5 Plasmozytom

Im Galliumszintigramm werden nur etwa die Hälfte der röntgenologisch nachweisbaren Absiedlungen dargestellt (Waxmann et al. 1981). Zum Nachweis von ossären Absiedlungen ist die Galliumszintigraphie daher noch weniger geeignet als die Technetiumphosphatskelettszintigraphie, bei der einige Läsionen allein schon durch den Nachweis pathologischer Frakturen gefunden werden. Durch die Galliumszintigraphie lassen sich extramedulläre Absiedlungen jedoch häufig nachweisen. Zudem scheint der Grad der Aktivitätsanreicherung beim Plasmozytom für eine prognostische Beurteilung geeignet (Waxmann et al. 1981).

70

8.6 Primäres Leberzellkarzinom

Primäre Leberzelltumoren zeigen sehr häufig eine Galliumeinlagerung, während Pseudotumoren bei Zirrhose kein Gallium anreichern. Hierin besteht der Vorteil der ^{67}Ga-Szintigraphie bei der Diagnostik des primären Leberzellkarzinoms. Mit richtig-positiven Befunden ist in 70–100% der Fälle zu rechnen, die meisten Autoren geben eine Sensitivität von über 90% an (Suzuki et al. 1971; Hamamoto et al. 1972; Suzuki et al. 1974; Levin u. Kew 1975; Waxmann et al. 1980b; Weiss 1978). Ein Teil der primären Leberzellkarzinome reichert die Aktivität nur wie das umgebende Lebergewebe an. Bei einer fehlenden Mehranreicherung des Tumors muß daher stets eine Kombination von Galliumszintigramm und Technetiumschwefelkolloidszintigramm durchgeführt werden. Das Leberzellkarzinom markiert sich dann im ^{67}Ga-Szintigramm durch das „Auffüllen" des im Technetiumkolloidszintigramms nachgewiesenen Füllungsdefektes.

Die Diagnose des Leberzellkarzinoms darf jedoch nicht allein durch das ^{67}Ga-Szintigramm erfolgen. Eine Abgrenzung von Metastasen oder von einem Abszeß ist nicht möglich. Tumornekrosen zeigen keine oder eine verminderte Galliumanreicherung. Nach den Untersuchungen von Waxmann (Waxmann et al. 1980) hängt die Galliumanreicherung nicht von dem Vaskularisationsgrad, sondern hauptsächlich von der Histologie ab: Entdifferenzierte Tumoren speichern weniger Gallium als differenzierte. Primäre Leberzellkarzinome ohne gesteigerte AFP-Synthese sollen Gallium besonders intensiv speichern (Weiss 1978; Tonami et al. 1975). Durch die Kombination beider Methoden würde sich dadurch die Diagnostik verbessern. Andere Autoren fanden jedoch keinen Zusammenhang zwischen Galliumanreicherung und AFP (Waxmann et al. 1980b).

8.7 Hodentumor

Beim Hodentumor ist der Wert der Galliumszintigraphie lediglich für das Staging des Tumors von Bedeutung. In einer größeren Untersuchungsreihe entsprach bei 33 von 36 Patienten das Galliumszintigramm dem operativen Befund. Die Ergebnisse der Szintigraphie waren besser als die der Lymphographie. Außerdem wurden 2 Metastasen (supraklavikulär und pulmonal) erst durch das Szintigramm entdeckt (Abb. 40).

8.8 Pleuramesotheliom

Das Pleuramesotheliom ist ein Tumor mit zunehmender Häufigkeit. Die Diagnose ist schwierig zu stellen und erfolgt erst durch den histologischen Befund, wobei auch die histologische Diagnose nicht ohne Probleme ist. Im Gallium-

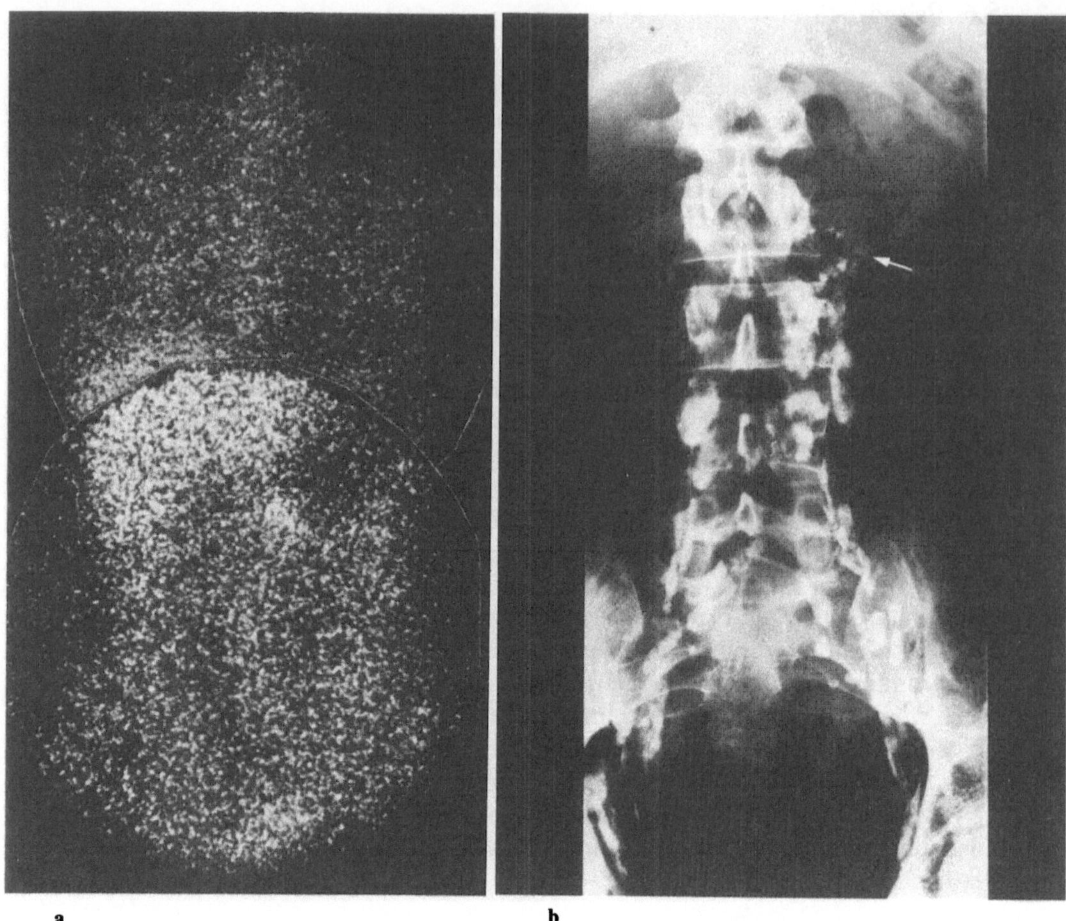

Abb. 40 a, b. Paraaortaler Lymphknotenbefall bei Hodentumor. **a** Szintigramm; **b** Lymphogramm

szintigramm ist stets mit einer Mehranreicherung zu rechnen. Alle 15 von Sorek et al. (1978) untersuchten Patienten mit Pleuramesotheliom hatten einen positiven Befund im Galliumszintigramm, bei der Röntgenuntersuchung der Thoraxorgane waren es nur 12 Patienten. 32 tumorbefallene Regionen wurden im Galliumszintigramm, 22 auf der Röntgenaufnahme des Thorax erkannt. Besonders gut eignet sich die Galliumszintigraphie bei mediastinaler, pulmonaler und diaphragmaler oder subdiaphragmaler (Dach et al. 1980) Tumorausbreitung. Entzündliche Prozesse der Pleura, die ebenfalls Gallium anreichern, lassen sich durch andere Methoden klären, so daß der Wert der Galliumszintigraphie hierdurch wenig beeinträchtigt wird.

8.9 Anaplastisches Schilddrüsenkarzinom

Während sich Gallium in differenzierten Schilddrüsenkarzinomen nicht anreichert, lassen sich undifferenzierte Schilddrüsenkarzinome gut durch Gallium nachweisen. Für die Verlaufskontrolle des prognostisch ungünstigen undifferenzierten Schilddrüsenkarzinoms, dessen Metastasen kein Radiojod speichern und bei Skelettbefall im Technetiumphosphatszintigramm meist ebenfalls nicht nachgewiesen werden, ergibt sich daher eine wichtige Indikation für die Galliumszintigraphie (Higashi et al. 1981; Senga et al. 1982).

8.10 Leukämie

Bei Patienten mit Leukämie ist die Galliumszintigraphie für die Aufdeckung entzündlicher Prozesse wertvoll. Die Tumorinfiltration im Skelett wird durch eine vermehrte Galliumanreicherung dargestellt (Milder et al. 1973; Gates 1979). Extramedullärer Tumorbefall bei chronisch-lymphatischer Leukämie wird durch [67]-Ga ebenfalls nachgewiesen (Bekermann et al. 1978).

Chlorome, die bei akuter myeloischer Leukämie auftreten und klinisch häufig stumm sind, reichern ^{67}Ga an und können daher oft unvermutet durch die Galliumszintigraphie aufgedeckt werden (Luddy et al. 1980).

8.11 Nebenschilddrüsenadenome

Nebenschilddrüsenadenome reichern ^{67}Ga noch stärker an als ^{75}Se-Methionin, wie Cann u. Prussin (1980) in einer vergleichenden Untersuchung zeigen konnten. Im Phantomversuch beträgt die Nachweisgrenze 300 mg gegenüber der für ^{75}Se-Methionin angegebenen Nachweisgrenze von 1 g.

8.12 Tumoren im Kindesalter

Über den Wert der ^{67}Ga-Szintigraphie für Tumoren im Kindesalter sind die Meinungen in der Literatur geteilt. Hoffer (1980) sieht allenfalls bei Hodgkin-Tumoren und Burkitt-Lymphomen einen Nutzen der Galliumszintigraphie. Es liegen allerdings bisher noch keine Untersuchungen über die Galliumszintigraphie mit Gammakameras bei Kindern vor, so daß in Zukunft noch bessere Ergebnisse bei der Tumordiagnostik im Kindesalter zu erwarten sind.

Verschiedene Untersuchungen haben jedoch ergeben, daß die Galliumszintigraphie bei Kindern für die prognostische Beurteilung von Wert ist (Yang et al. 1979; Howman-Giles 1982). Zwölf Patienten mit galliumaviden Tumoren

(Lymphomen, Hepatoblastomen, Neuroblastomen), die nach Chemotherapie oder Strahlentherapie normale Galliumszintigramme aufwiesen, blieben in einer Beobachtungszeit von 38 Monaten tumorfrei, gegenüber 6 Kindern mit persistierenden oder wiederauftretenden Galliumanreicherungen, die innerhalb von 15 Monaten starben. In einer Untersuchung von Bidani et al. (1980) war die Überlebenszeit von Patienten mit *Neuroblastom* und Galliumanreicherung deutlich kürzer als bei Tumoren ohne primäre Galliumanreicherung.

Literatur

Alazraki NP, Ramsdell JW, Taylor A et al (1978) Reliability of gallium scan chest radiography compared to mediastinoscopy for evaluating mediastinal spread in lung cancer. Am Rev Respir Dis 117: 415

Alberts C, Van der Schoot JB, Groen AS (1981) ^{67}Ga-scintigraphy as an index of disease activity in pulmonary sarcoidosis. Eur J Nucl Med 6: 205–212

Altemeier WA, Culbertson WR, Fullen WD et al (1973) Intra-abdominal abscesses. Am J Surg 125: 70

Andrews GA, Hubner KF, Greenlaw RH (1978) ^{67}Ga-citrate imaging in malignant lymphoma: Final report of cooperative group. J Nucl Med 19: 1013–1019

Anghileri L (1973) Studies on the relationship between ^{67}Ga-citrate accumulation and calcium metabolism in tumor cells. J Nucl Med 12: 257

Anghileri L (1975) On the similarity of alkaline earths metabolism and ^{67}Ga-accumulation by liver as revealed by acute thiocetamide intoxication. N Nucl Med 19: 145

Arnold RR, Cole MF, McGhee JR (1977) A bactericidal effect of human lactoferrin. Science 197: 263–265

Ash JM (1977) The futility of bone imaging in neonatal osteomyelitis. Presented at 24th Annual Meeting, Soc of Nuclear Medicine, Chicago, Ill, 20 Jun 1977

Aulbert E, Gebhardt A, Schulz E et al (1976) Mechanism of ^{67}Ga-accumulation in normal rat liver lysosomes. J Nucl Med 15: 185

Baker MK, Schauwecker DS, Burt RW et al (1982) Evaluation of the post operative sternum with Ga-67 and Tc-99m Medronate. In: Raynaud C (Hrsg) Nuclear medicine and biology advances. S. 837, Pergamon, Oxford

Bakshi SP, Parthasarathy KL (1974) Combination of laxatives for cleansing of Ga-citrate activity in the bowel. J Nucl Med 15: 470

Banzo-Marraco J, Nerin-Mora E, Abos-Olivares MD et al (1981) Renal uptake of ^{67}Ga-Citrate in renal amyloidosis due to familiar mediterranean fever. Eur J Nucl Med 6: 277–280

Baron M, Feiglin D, Hyland R et al (1983) 76-Gallium lung scans in progressive systemic sclerosis. Arthritis Rheum 26: 969

Beaumont D, Herry JY, Le Cloiree J et al (1982a) Sensitity of Ga^{67}-scanning in sarcoidosis: Detection of biopsy proven pulmonary lesions radiographically undetectable. Eur J Nucl Med 7: 41–43

Beaumont D, Herry JY, Sapene M et al (1982b) Gallium-67 in the evaluation of sarcoidosis: correlation with serum angiotensin-converting enzyme and bronchoalveolar lavage. Thorax 37: 11–18

Begin R, Cantin A, Drapeau G et al (1983) Pulmonary uptake of Gallium-67 in asbestos-exposed humans and sheep. Am Rev Respir Dis 127: 623–630

Bekerman C, Port RB, Pang E et al (1978) Scintigraphic evaluation of childhood malignancies by ^{67}Ga-citrate. Radiology 127: 719–725

Beckerman C, Vyas MI (1976) Renal localization of ^{67}Ga-citrate in renal amyloidosis: Case report. J Nucl Med 19: 899–910

Bekerman C, DeMeester TR, Skinner DB (1977) The value of „high-count" 67 Ga-citrate scans in the staging of lung carcinoma, In Medical Radionuclide imaging. International Atomic Energy Agency, Vienna 2: 351–361

Bekerman C, Pavel DG, Bitran J et al (1983) Inadvertent administration of antineoplastic agents to patients prior to Ga-67 injection: recognition of a specific radionuclide distribution pattern and its diagnostic significance. J Nucl Med (Abstr) 24: 50

Bertrand A, Chatal JF, De Tovar X (1978) Interet du citrate de gallium 67 dans le diagnostic et la localisation des absces profonds de l'abdomen. In: Höfer R (Hrsg) Radioaktive Isotope in Klinik und Forschung, Bd 13. Egermann, Wien, S 489–496

Bidani N, Kirchner PT, Moohr JW et al (1980) Gallium Scan as a prognostic indicator in neuroblastoma. Clin Nuc Med 1: 450–452

Biello DR, Levitt RG, Melson GL (1979) The roles of Gallium-67 scintigraphy, ultrasonography and computed tomography in the detection of abdominal abscesses. Semin Nucl Med 9: 58–65

Bishop JG, Schanbacher FL, Ferguson LC et al (1976) In vitro growth inhibition of mastitits causing coliform bacteria by bovine apo-lactoferrin and reversal of inhibition of citrate and high concentrations of apo-lactoferrin. Infec Immun 14: 911–918

Blumoff RL, McCartney W, Jacques P et al (1982) Diagnosis of mycotic abdominal aortic aneurysm using 67-Gallium citrate. Am Surg 48: 601–603

Bose A, Mishkin F, Delgado J (1983) Differentiation of posterior pararenal space infection from psoas abscess by gallium imaging. Clin Nucl Med 8: 14–18

Braude AC, Chamberlain DW, Rebuck AS (1982) Pulmonary disposition of gallium-67 in humans: Concise communication. J Nucl Med 23: 574–576

Brereton HD, Ihde D, Levine AS et al (1974) Candida infections; clinical and pathological correlations in 168 consecutive autopsy proven cases in cancer patients. Proc Am Soc Clin Oncol 18: 19

Brereton HD, Line BR, Londer HN (1978) Gallium scans for staging small cell lung cancer. JAMA 240: 666–667

Brown DH, Byrd BL, Carlton JE et al (1976) A quantitative study of the subcellular localization of ^{67}Ga. Cancer Res 36: 956

Brucer M, Bruner HD (1953) A study of gallium^{72}. Summary and conclusions. Radiology 61: 534–535

Brugh III R, Gooneratne NS, Rittenberg MS et al (1979) Gallium-67 scanning and conservative treatment in acute inflammatory lesions of the renal cortex. J Urol 121: 232–235

Bruschwein DA, Brown ML, McLeod (1980) Gallium scintigraphy in the evaluation of disk-space-infections: Concise communication. J Nucl Med 21: 925–927

Bufalino VJ, Robinson JA, Henkin R et al. (1983) Gallium-67 scanning: A new diagnostic approach to the post-pericardiotomy syndrome. American Heart Journal 106: 1138–1143

Burdine JA, Murphy PH, DePuey EG (1979) Radionuclide computed tomography of the body using routine radiopharmaceuticals. II. Clinical applications. J Nucl Med 20: 108–114

Burleson RL, Holman BL, Tow DE (1975) Scintigraphic demonstration of abscesses with radioactive gallium labelled leucocytes. Surg Gynecol Obstet 141: 379–382

Bushberg J, Hoffer P, Schreiber G (1983) Comparative uptake of Ga-67 and Tc-99m MDP in a benign noninfected bone lesion (fracture) J Nucl Med (Abstr) 24: 42

Caffee HH, Watts G, Mena I (1977) Gallium 67 citrate scanning in the diagnosis of intraabdominal abscess. Am J Surg 133: 665–669

Cann CE, Prussin SG (1980) Possible parathyroid imaging using Ga-67 and other aluminium analogs. J Nucl Med 21: 471–474

Carretta RF, Weiland FL, Harvey WC (1978) The diagnostic efficacy of gallium-67 in the localization of abscesses or inflammatory processes: A review of 300 consecutive cases (abstr.) J Nucl Med 19: 734

Causey DA, Fajman WA, Perdue GD et al (1980) Roentgenolographic diagnosis of postoperative vascular graft infections. AJR (Abstr) 135: 642

Chapman DR, Garcia EV, Waxman AD (1980) Misalignment of multiple photopeak analyzer outputs: Effects on imaging. Concise Communication. J Nucl Med 21: 872–874

Chen DC, Scheffel U, Camargo EE et al (1980) The source of Gallium-67 in gastrointestinal contents: Concise communication. J Nucl Med 21: 1146–1150

Chilton HM, Witcofski RL, Watson NE et al (1981) Alteration of Gallium-67 distribution in tumor-bearing mice following treatment with Methotrexate: Concise communication. J Nucl Med 22: 1064–1068

Choy D, Murray IPC, Ford JC (1981) Gallium scintigraphy in acute panniculitis. J Nucl Med 22: 973–974

Clausen J, Edeling CJ, Fogh J (1974) ^{67}Ga-binding to human serum proteins and tumor components. Cancer Res 34: 1931

Coleman RE, Samuelson CO, Baim S et al (1982) Imaging with Tc-99m MDP and Ga-67 citrate in

76

patients with rheumatoid arthritis and suspected septic arthritis; Concise communication. J Nucl Med 23: 479–482

Connell TR, Stephens DH, Carlson HC et al (1980) Upper abdominal abscesses: a continuing and deadly problem. AJR 134: 759–65

Cornelius EA (1982) Nuclear medicine imaging in rhabdomyolysis. Clin Nucl Med 7: 462–464

Crook MJ, Kaplan PD, Adatepe MH (1982) Gallium-67 scanning in Nitrofurantion-induced pulmonary reaction. J Nucl Med 23: 690–692

Crystal RG, Gadek JE, Ferrans VJ et al (1981) Interstitial lung disease: Current concepts of pathogenesis, staging and therapy. Am J Med 70: 542–568

Crystal RG, Bitterman PB, Rennard SI et al. (1984) Interstitial lung diseases of unknown cause. N Engl J Med: 154–166; 235–244

Dach J, Patel N, Patel S et al (1980) Peritoneal mesothelioma: CT, sonography and ^{67}gallium scan. Amer J Roentgenol 135: 614–616

Datz F, Jacobs J, Alazraki A et al (1983) Early In-111 leucocyte imaging has a low sensitivity for detecting occult infection (Abstr) J Nucl Med (Abstr) 24: 64

Deland FH, Sauerbrunn JL, Boyd C et al (1974) ^{67}Ga-citrate imaging in untreated primary untreated lung cancer: Preliminary report of cooperative group. J Nucl Med 15: 408

DeMeester TR, Bekermann C, Joseph JG (1976) Gallium-67 scanning for carcinoma of the lung. J Thorac Cardiovasc Surg 72: 699–708

DeMeester TR, Golomb HM, Kirchner P (1979) The role of Gallium-67 scanning in the clinical staging and preoperative evaluation of patients with carcinoma of the lung. Ann Thorac Surg 28: 451–464

Deysine M, Rafkin H, Teicher I et al (1975) Diagnosis of chronic and postoperative osteomyelitis with Gallium 67 citrate scans. Am J Surg 129: 632–635

Dhawan VM, Sziklas JJ, Spencer RP (1978) Localization of Ga-67 in inflammations in the absence of circulating polymorphonuclear leucocytes. J Nucl Med 19: 292–294

Dige-Petersen H, Heckscher T, Hertz M (1972) ^{67}Ga-scintigraphy in non-malignant lung diseases. Scand J Respir Dis 53: 314–319

Donahue DM, Leonard JC, Basmadjian GP et al (1981) Thymic Gallium-67 localization in pediatric patients on chemotherapy: Concise communication. J Nucl Med 22: 1043–1048

Dudley HC, Maddox GE, La Rue HC (1949) Studies of the metabolism of gallium. J Pharmacol Exp Ther 96: 135–138

Dudley HC, Munn JI, Henry KE (1950) Studies of the metabolism of gallium. J Pharmacol Exp Ther 98: 105–110

Duffy GJ, Thirumurthi K, Casey M et al (1983) Ga-67 lung scanning in the evaluation of pulmonary sarcoid alveolar activity. J Nucl Med (Abstr) 24: 14

Ebrigt JR, Soin JS, Manoli RS (1982) The Gallium scan. Problems and misuse in examination of patients with suspected infection. Arch Intern Med 142: 246–254

Edeling CJ (1978) Tumor visualization using ^{67}Gallium scintigraphy in children. Radiology 127: 727–731

Edwards CL, Hayes RL (1969) Tumor scanning with ^{67}Ga citrate. J Nucl Med 10: 103

Edwards CL, Hayes RL, Nelson BM et al (1970) Clinical investigation of ^{67}Ga for tumor scanning. J Nucl Med 11: 316

Emery T, Hoffer PB (1980) Siderophore-mediated mechanism of Gallium uptake demonstrated in the microorganism *Ustilago sphaerogena*. J Nucl Med 21: 935–939

Epremian BE, Perez LA (1977) Imaging strategy in osteomyelitis. Clin Nucl Med 2: 218–220

Farid NA, White SM, Heck LL, Van Hove ED (1983) Tc-99m labeled leukocytes preparation and use in identification of abscess and tissue rejection. Radiology 148: 827

Fernandez M, Grossman LW, Mantil JC et al (1982) A method for quantitating Ga-67 lung uptake with gamma camera. J Nucl Med (Abstr) 23: 49

Figarella C, Estevenson JP, Sarles H (1978) Measurement of lactoferrin in pancreatic juice. Lancet 1: 1105–1106

Floyd JL, Goodman EL (1981) Soft-tissue abscesses in diabetic patient. Jama 246: 675–676

Fogh J, Edeling CJ (1972) ^{67}Ga-scintigraphy of malignant tumors. J Nucl Med 11: 371

Forgacs P, Wahner HW, Keys TF et al (1978) Gallium scanning for the detection of abdominal abscesses. Am J Med 65: 949–954

Forstrom LA, Morin RL, McCullough J et al (1983) Indium-lll labelled leucocyte imaging: a review of 1,1 78 Studies. J Nucl Med (Abstr) 24: 101

Fosburg RG, Hopkins GB, Kan MK (1979) Evaluation of the mediastinum by gallium-67 scintigraphy in lung cancer. J Thorac Cardiovas Surg 77: 76–82

Franco J, Schwartz M, Kovaleski B (1984) A community hospital experience with correlative imaging in patients with suspected postoperative intra-abdominal abscesses (abstr.) J Nucl Med 25: 92

Fröhlich G, Inoue Y, Magnus E (1973) Significance of 67 Ga-citrate application for diagnosis of thoracic tumors. ROEFO Ergänzungsband 119: 578–587

Fry DE, Garrison RN, Heitsch RC et al (1980) Determinants of death in patients with intraabdominal abscesses. Surgery 88: 517–523

Gates GF (1979) The Gallium „bone scan" in acute leukemia. J Nucl Med 20: 845–856

Gilday DL (1980) Problems in the scintigraphic detection of osteomyelitis. Radiology 135: 791

Goldenberg DJ, Russell CD, Mihas AA et al (1979) Value of Gallium-67 citrate scanning in Crohn's disease: Concise communication. J Nucl Med 20: 215–218

Graham GD, Frederick RF, Lundy MM et al (1982) Gallium-67 citrate imaging in resolving osteomyelitis. J Nucl Med (Abstr) 23: 76

Grebe SF (1983) Gallium-67 bei Lungenerkrankungen. Der Nuklearmediziner 6: 405–410

Grunbaum Z, Neuzil DF, Larson SM et al (1982) Characterization of a transferrin binding protein of EMT-6 Sarcoma. J Nucl Med (Abstr) 23: 37

Gupta SM, Sziklas JJ, Spencer RP et al (1980) Significance of diffuse pulmoanry uptake in radiogallium scans: Concise communication. J Nucl Med 21: 328–332

Gupta RC, Bekermann C, Sicilian L et al (1982) Gallium 67 citrate scanning and serum angiotensin converting enzyme levels in sarcoidosis. Radiology 144: 895–899

Haage JR, Alfidi RJ, Havrilla TR et al (1977) CT detection and aspiration of abdominal abscesses. AJR 128: 465–474

Halvorsen RA, Jones MA, Rice RP et al (1982) Anterior left subphrenic abscess: Characteristic plain film and CT appearance. AJR 139: 283–289

Hamamoto K, Turizuka K, Mukai T et al (1972) Usefulness of computer scintigraphy for detecting liver tumor with ^{67}Ga citrate and the scintillation camera. J Nucl Med 13: 667

Handmaker H (1980) Acute hematogenous osteomyelitis: Has the bone scan betrayed us? Radiology 135: 787–789

Handmaker H (1982) Nuclear renal imaging in acute Pyelonephritis. Sem Nucl Med 12: 246–253

Handmaker H, Giammona ST (1976) „Hot Joint"-increased diagnostic accuracy using combined 99m-Tc phosphate and 67 gallium citrate imaging in pediatrics. J Nucl Med (Abstr) 17: 554

Handmaker H, O'Mara RE (1977) Gallium imaging in pediatrics. J Nucl Med 18: 1057–1063

Harmon RJ, Schanbacher FL, Ferguson LC et al (1976) Changes in lactoferrin, immunoglobulin G, bovine serum albumin, and alpha-lactalbumin during acute experimental and natural coliform mastitis in cows. Infect Immun 13: 533–542

Hattner RS, Sollitto RA, Golden JA et al (1984a) Clinical utility of Ga-67 pulmonary scans in the diagnosis and treatment of p. carinii pneumonitis in the setting of acquired immunodeficiency (abstr.) J Nucl Med 25

Hattner RS, Sollitto RA, Golden JA et al (1984b) Sensitivity and specificity of Ga-67 pulmonary scans for the detection of p. carinii pneumonitis in patients with the aquired immunodeficiency syndrome and pulmonary symptoms (abstr). J Nucl Med 25: 43

Hattori T, Takeda K, Maeda H et al (1982) Gallium imaging of esophageal cancer using emission computed tomography. In: Raynaud C (Hsg) Nuclear medicine and biology advances. Pergamon, Oxford, pp 158–161

Haubold U, Aulbert E (1973) Gallium-67 as a tumor scanning-agent. Clinical and physiologic aspects. Medical Radioisotope Scintigraphy, vol 2, Vienna, IAEA, p 553

Hauser MF, Alderson PO (1978) Gallium-67 imaging in abdominal disease. Sem Nucl Med 13: 251–270

Hayes RS, Carlton JE (1973) A study of the macromolecular binding of ^{67}Ga in normal and malignant animal tissues. Cancer Res 33: 3265–3272

Hayes RL, Rafter JJ, Carlton JE et al (1982) Studies of the in vivo uptake of Ga-67 by an experimental abscess: Concise communication. J Nucl Med 23: 8–14

Henderson RW, Telfer N, Siemsen JK (1980) Gallium-scintigraphy in psoas muscle inflammation. J Nucl Med 21: 897–898

Henkin RE (1978) Gallium-67 in the diagnosis of inflammatory disease. In: Hoffer PB, Bekerman C, Henkin RE (eds) Gallium-67 imaging. Wiley & Sons, New York, pp 65–92

Herry JY, Beaumont D, Bourguet P et al (1980) Comparison of data from gallium-67 scintigraphy and thoracic in the assessment of mediastinal and pulmonary sarcoidosis. In: Medical radionuclide imaging (Proc Int Symposium Heidelberg) IAEA-AM-247/145

Heymann S, Vetter VL (1982) Gallium-67 citrate scintigraphy in mucocutaneous lymph node syndrome (Kawasaki's disease). In: Raynaud C (Hsg) Nuclear medicine and biology advances. Pergamon, Oxford, pp 987–990

Higashi T, Nakayama Y, Murata A (et al (1972) Clinical evaluation of ^{67}Ga-citrate scanning. J Nucl Med 13: 196

Higashi T, Wakao H, Nakamura K et al (1980) Qualitative Gallium-67 scanning for predictive value in primary lung carcinoma. J Nucl Med 21: 628–632

Higashi T, Ito K, Mimura T et al (1981) Clinical evaluation of ^{67}Ga scanning in the diagnosis of anaplastic carcinoma and malignant lymphoma of the thyroid. Radiology 141: 491–497

Higashi T, Nakamura K, Suzuki S et al (1982) Ga-67 scan as a prognostic indicator in primary lung carcinoma. Clin Nucl Med 7: 553–557

Hirano T, Srinivasan G, Janakiraman N (1980) Gallium 67 citrate scintigraphy in pyomyositis. J Pediatr 97: 596–598

Hoffer P (1980a) Gallium-mechanisms. J Nucl Med 21: 282–285

Hoffer P (1980b) Status of Gallium-67 in tumor detection. J Nucl Med 21: 394–398

Hoffer P (1980c) Gallium and infection. J Nucl Med 21: 484–488

Hoffer PB, Bekerman C, Henkin RE (1978) Gallium-67 imaging. Wiley & Sons, New York Chichester

Howman-Giles R (1982) Gallium 67 citrate scanning in neuroblastoma and Wilms' tumour. In: Raynaud C (Hsg) Nuclear medicine and biology advances. Pergamon, Oxford

Hurwitz SR, Kessler WO, Alazraki NP et al (1976) Gallium-67 imaging to localize urinary-tract infections. Br J Radiol 49: 156–160

Imbriano LJ, Mandel OR, Cordaro AF (1983) Use of Gallium-scanning in predicting resolution of legionaires' pneumonia. Clin Nucl Med 8: 19–22

Ito Y, Okuyama S, Awono T (1971a) Diagnostic evaluation of ^{67}Ga scanning of lung cancer and other diseases. Radiology 101: 355

Ito Y, Okuyama S, Sato K et al (1971b) ^{67}Ga tumor scanning and its mechanisms studied in rabbits. Radiology 100: 357

Jackson FI, McPherson TA, Lentle BC (1977) Gallium-67 scintigraphy in multisystem malignant melanoma. Radiology 122: 163–167

Javaheri S, Levine BW, McKusick KA (1979) Serial 67-Gallium lung scanning in pulmonary eosinophilic granuloma. Thorax 34: 22–823

Johnson DG, Johnson SM, Harris CC et al (1984) Ga-67 uptake in the lung in sarcoidosis. Radiology 150: 551–555

Johnson PM, Berdon WE, Baker DH et al (1978) Thymic uptake of gallium-67 citrate in a healthy four-year-old boy. Pediatr Radiol 7: 243–244

Johnston GF, Jones AE (1973) Atlas of Ga[67]-Scintigraphy. A new method of Radionuclide medical diagnosis. Plenum Press, New York London

Johnston GS, Go MF, Benua RS et al (1977) Gallium-67 citrate imaging in Hodgkin's disease: Final report of cooperative grow. J Nucl Med 18: 692–698

Jones B, Abbruzzese AA, Hill TC et al (1980) Gallium-67-citrate scintigraphy in ulcerative colitis. Gastrointest Radiol 5: 267

Joseph U, Jhingran SG, Johnsen PC et al (1979) Gallium-67 imaging and Crohn's disease. J Nucl Med 20: 903–904

Julien P, Waxmann A, Birnberg F (1982) The staging of lung cancer: a comparison of chest X-ray, linear tomography, computer tomography and gallium scintigraphy. J Nucl Med 23: 20

Kaplan WD, Anderson KC, Leonard RCF et al (1983) High dose gallium imaging in the evaluation of lymphoma. J Nucl Med (Abstr) 24: 50

Kay DN, McReady VR (1972) Clinical isotope scanning using ^{67}Ga citrate in the management of Hodgkin's disease. Br J Radiol 45: 437–443

Kempken K, Langhammer H, Hör G et al (1978) Szintigraphische und klinisch-experimentelle Untersuchungen mit ^{67}Ga an 142 Bronchialkarzinomen. Nuklarmedizin 17: 47

Kennedy TD, Martin NL, Robinson RG et al (1975) Identification of an infected pseudocyst of the pancreas with ^{67}Ga citrate: Case report. J Nucl Med 16: 1132

Keogh B, Hunninghake G, Line B (1980) Therapy decisions in sarcoidosis. Prospective use of bronchoalveolar lavage and gallium-67 scanning. Am Rev Respir Dis 121: 155

Kessler WO, Gittes RF, Hurwitz SR et al (1974) Gallium-67 scans in the diganosis of pyelonephritis. West J Med 121: 91–93

King DJ, Dawson AA, McDonald (1980) Gallium scanning in lymphoma. Clin Radiol 31: 729–732

Kinoshita F, Ushio T, Mackawa A et al (1974) Scintiscanning of pulmonary diseases with Gallium--67 citrate. J Nucle Med 15: 227–233

Kirkwood JM, Myers JE, Vlock DR et al (1982) Tomographic Gallium-67 citrate scanning: Useful new surveillance for metastastic melanoma. Ann Intern Med 97: 694–699

Klech H, Kohn H, Kummer F et al (1982) Assessment of activity in sarcoidosis sensitivity and specificity of ^{67}Gallium scintigraphy and blood lymphocyte subpopulations. Chest 6: 732–738

Kroop SA, Stone RG, Seldin DW et al (1983) Comparison of three-phase bone scintigraphy and ga--67 imaging in evaluation of painful total hip prothesis. J Nucl Med (Abstr) 24: 84

Kubo A, Takagi Y, Ando Y (1979) Analysis of diffuse Gallium lung uptake. J Nucl Med (Abstr) 20: 674–675

Kumar B, Coleman RE (1976) Significance of delayed ^{67}Ga localization in the kidneys. J Nucl Med 17: 872–875

Kumar B, Alderson PO, Geisse G (1977) The role of Ga-67 citrate imaging and diagnostic ultrasound in patients with suspected abdominal abscesses. J Nucl Med 18: 534–537

LaMama MM, Garbarino JL, Berman AT (1983) An assessment of technetium and gallium scanning in the patient with painful total joint arthroplasty. J Nucl Med (Abstr) 24: 84

Landy MD, Katz JF (1982) Osteomyelitis of the ilium: Presentation as an abdominal syndrome. J Nucl Med 23: 1144

Langhammer H, Glaubitt G, Grebe SF (1972) ^{67}Ga for tumor scanning. J Nucl Med 13: 25

Langhammer H, Glaubitt G, Grebe SF et al (1975) 67 Ga for tumor scanning. J Nucl Med 16: 25–30

Larson SM, Allen DR, Rasey JS et al (1978) Kinetics of binding of carrier-free Ga-67 to human transferrin. JNM 19: 1245–1249

Larson SM, Rosey JS, Grunbaum DR et al (1979a) Pharmacologic enhancement of gallium-67 tumor-to-blood ratios for EMT-6 sarcoma. Radiology 130: 241–244

Larson SM, Rasey JS, Allen DR et al (1979b) A transferrin-mediated uptake of gallium-67 by EMT-6 sarcoma. II. Studies in vivo (BALB/c mice): Concise communication. JNM 20: 843–846

Larson SM, Rasey JS, Allen DR et al (1980) Common pathway for tumor cell uptake of gallium-67 and iron-59 via a transferrin receptor. J Natl Cancer Inst 64: 41–53

Larson SM, Rasey JS, Huebers H (1981) Growth induced changes in transferrin receptor regulator iron transport into tumor cells. Proceedings of the 5th International Conference on Proteins of Iron Storage and transport. La Jolla California, August 1981

Lavender JP, Loew J, Barker JR et al (1971) Gallium-67 citrate scanning in neoplastic and inflammatory lesions. Br J Radiol 11: 361

Lavender JP, Evans IM, Arnot R et al (1977) A comparison of radiography and radioisotope scanning in the detection of Paget's disease in the assessment of response to human calcitonin. Br J Radiol 50: 243–250

Lawless D, Brown DH, Hübner KF et al (1978) Isolation and partial characterization of a ^{67}Ga-binding glycoprotein from Viorris 5123C rat hepatoma. Cancer Res 38: 4440–4444

Lawrence EC, Teague RB, Gottlieb MS et al (1983) Serial changes in markers of disease activity with corticosteroid treatment in sarcoidosis. Am J Med 74: 747–756

Le G, Chen DCP, Siegel ME (1984) Gallium scans of the thorax in patients with acquired immune deficiency syndrome (aids): Description and utilization (abstr) J Nucl Med 25: 101

Lentle BC, Castor WR, Kaliq A et al (1975)The effect of contrast lymphangiography on localization of ^{67}Ga-citrate. J Nucl Med 16: 374–376

Lesk DM, Wood TE, Carroll SE (1978) The application fo ^{67}Ga scanning in determining the operability of bronchogenic carcinoma. Radiology 128: 707–709

Levenson SM, Warren RD, Richman SD et al (1976) Abnormal pulmonary Gallium accumulation in P. Carinii pneumonia. Radiology 119: 395–399

Levin J, Kew MC (1975) Gallium-67-citrate scanning in primary cancer of the liver: diagnostic value in the presence of cirrhosis and relation to alphafetoprotein. J Nucl Med 16: 949

Levitt GR, Biello DR, Sagel SS et al (1979) Computed tomography and ^{67}Ga citrate radionuclide imaging for evaluating suspected abdominal abscess. AJR 132: 529–534

Liebman RM (1983) Positive gallium scan in retroperitoneal fibrosis. AJR 141: 949–950

Liebman R, Ryo UY, Bekerman C et al (1982) Ga-67 scan of a homosexual man with pneumocystis Carinii pneumonia. Clin Nucl Med 10: 480

Line B, Fulmer JD, Reynolds HY et al (1978) Gallium-67 citrate scanning in the staging of idiopathic pulmonary fibrosis: Correlation with physiologic and morphologic features and bronchoalveolar lavage. Am Rev Respir Dis 118: 355–365

Line BR, Hunninghake GW, Keogh BA et al (1981) Gallium-67 scanning to stage the alveolitis of sarcoidosis: Correlation with clinical studies, pulmonary punction studies and bronchoalveolar lavage. Am Rev Respir Dis 123: 440–446

Lisbona R, Rosenthall L (1977) Observations on the sequential use of ^{99m}Tc-phosphate complex and ^{67}Ga imaging in osteomyelitis, cellulitis, and septic arthritis. Radiology 123: 123–129

Littenberg RL, Taketa RM, Alazraki NP et al (1973) Gallium-67 for localization of septic lesions. Ann Inter Med 79: 403

Little PJ, McPherson DR, de Wardener HE (1965) The appearance of the intravenous pyelogram during and after acute pyelonephritis. Lancet 1: 1186–1188

Loken MK, Forstrom LA, Cook A et al (1982) Diagnosis of inflammatory diseases of the abdomen and retroperitoneum using 111-indium labelled leucocytes. In: Raynaud C (Hsg) Nuclear medicine and biology advances. Pergamon, Oxford, pp 945–948

Lomas F, Wagner HN Jr (1972) Accumulation of ionic 67 gallium in empyema of the gallbladder. Radiology 105: 689

Longo DL, Schilsky RL, Blei L et al (1980) Gallium-67 scanning: Limited usefulness in staging patients with Non-Hodgkin's lymphoma. Am J Med 68: 695–700

Lopez-Majano V (1982) ^{67}Gallium scintigraphy in myocarditis. Eur J Nucl Med 7: 141–142

Luddy RE, Levy BE, Schwartz AD (1980) ^{67}Ga scintigraphy in granulocytic sarcoma. Cancer 46: 1357–1359

Lundstedt C, Hederström E, Holmin T et al (1983) Radiological diagnosis in proven intraabdominal abscess formation: A comparison between plain films of the abdomen, ultrasonography and computerized tomography. Gastrointest Radiol 8: 261–266

Lunia S, Chodos RB, Goel V (1976) Crohn's disease and ^{67}Ga-citrate scintigraphy. Clin Nucl Med 1: 125–126

Lunia SL, Ruckdeschel JC, McKneally MF (1981) Noninvasive evaluation of mediastinal metastases in bronchogenic carcinoma: A prospective comparison of chest radiography and Gallium-67 scanning. Cancer 47: 672–679

McMahon H, Bekerman C (1978) The diagnostic significance of Gallium lung uptake in patients with normal chest radiographs. Radiology 127: 189–193

Martin P, Devriendt J, Goffin Y et al (1982) Gallium^{67} scintigraphy in fibrinous pericarditis associated with bacterial endocarditis. Eur J Nucl Med 7: 192–193

Masson PL, Heremans JF, Prignot JJ et al (1966a) Immunohistochemical localization and bacteriostatic properties of an iron-binding protein from bronchial mucus. Thorax 21: 538–544

Masson PL, Heremans JF, Dive C (1966b) An iron-binding protein common to many external secretions. Clin Chem Acta 14: 735–739

McCombs RK, Singhi V, Olson WH (1979) Positive Ga-67 citrate scan in retroperitoneal fibrosis. J Nucl Med 20: 238–240

McKillop JH, Cuthbert GF, Gray HW et al (1982) A comparison of gallium-67 citrate scintigraphy and Indium-111 labelled leucocyte imaging for the diagnosis of prosthetic joint infection – preliminary results. In: Raynaud C (Hsg) Nuclear medicine and biology advances. Pergamon, Oxford, PP 877–879

Melvin ET, Berger M, Lutzker LG et al (1981) Noninvasive methods for detection of valve vegetation in infective endocarditis. Am J Cardiol 47: 271–278

Mendez JG, Morillo G, Alonso M et al (1980) Gallium-67 radionuclide imaging in acute pyelonephritis. AJR 134: 17–22

Mertz T, Malmud L, McKusick K, Wagner HN (1974) Mechanism of ^{67}Ga-association with lymphocytes. Cancer Res 34: 2495–2499

Michal JA, Coleman RE (1977) Localization of ^{67}Ga-citrate in a myotic aneurysm. Am J Roentgenol 129: 1111–1113

Milder MS, Glick JH, Henderson ES et al (1973) ^{67}Ga-scintigraphy in acute leukemia. Cancer 32: 803–808

Miller JH (1981) Detection of deep venous thrombophlebitis by Gallium 67 scintigraphy. Radiology 140: 183–186

Miller JH, Reid BS (1980) Combined radionuclide and ultrasound evaluation of abdominal lymphoma. AJR (Abstr) 135: 866

Miller JH, Wahner HW, Wellman WE (1977) Disk-space infection. Localization with gallium 67. Minn Med 60: 165–168

MIRD/dose report no. 2: (1973) summary of current radiation dose estimates to humans from ^{66}Ga-, ^{67}Ga-, ^{68}Ga-, and ^{72}Ga-nitrate. J Nucl Med 14: 755–756

Moerlein SM, Welch MJ, Raymond KM (1982) Effects of a tricatecholamide ligand on the biodistribution of gallium-67. In: Raynaud C (Hsg) Nuclear medicine and biology advances. Pergamon, Oxford, pp 678–681

Moinuddin M, Rockett JF (1982) Gallium scintigraphy in extensive sarcoidosis. Clin Nucl Med 7: 192

Moir C, Robins RE (1982) Role of ultrasonography, Gallium scanning, and computed tomography in the diagnosis of intraabdominal abscess. Am J Surg 143: 582–585

Moreno AJ, Billingsley JL, Lundy MN et al (1982) Gallium scintigraphy in toxic shock syndrome. J Nucl Med 23: 1142–1143

Moreno AJ, Brown JM, Spicer MJ et al (1984) Gallium-67 citrate localization in the heart secondary to constrictive pericarditis with myocardial fibrosis. J Nucl Med 25: 66–67

Mühe E (1971) Zur Diagnostik des Bronchialkarzinoms. ROEFO 115: 496

Muralidhara Rao G, Guruprakash GH, Bhaskar G (1982) Localization of Gallium-67 in aspergilloma. J Nucl Med (Abstr): 900

Muroff LR (1982) Detection of abdominal abscesses with Gallium-67 citrate: correlative studies with computed tomography. Semin Nucl Med 12: 173–183

Myerson PJ, Berg GR, Spencer RP (1977a) Gallium-67 spread to the anterior pararenal space in pancreatitis: Case report. J Nucl Med 18: 893–895

Myerson PJ, Myerson D, Spencer RP (1977b) Anatomic patters of Ga-67 distribution in localized and diffuse peritoneal inflammation: Case report. J Nucl Med 18: 977–980

Nelson B, Hayes RL, Edwards CL et al (1972) Distribution of gallium in human tissues after intravenous administration. J Nucl Med 13: 92–100

Niden H, Mishkin FS, Khurana MML (1976) ^{67}Gallium-citrate lung scans in interstitial lung disease. Chest [Suppl] 2: 266–268

Niden AH, Mishkin FS, Khurana MM et al (1977) Gallium lung scan: an aid in the differential diagnosis of pulmonary embolism and pneumonitis. JAMA 237: 1206–1211

Norris S, Ehrlich MG, Keim DE et al (1978) Early diagnosis of disc-space infection using gallium-67. J Nucl Med 19: 384–386

Nosal A, Schleissner A, Mishkin FS et al (1979) Angiotensin-I-converting enzyme and Gallium scan in noninvasive evaluation of sarcoidosis. Ann Intern Med 90: 328–331

Novetsky GJ, Berlin L (1982) Soft tissue extremity abscess. An atypical appearance on Ga-67 scan. Clin Nucl Med 7: 325–326

Novetsky GJ, Turner DA, Ali A et al (1981) Cleansing the colon in Gallium-67 scintigraphy: A prospective comparison of regimens. AJR 137: 979–981

O'Connel JB, Robinson JA, Henkin RE et al (1981) Immunsuppressive therapy in patients with congestive cardiomyopathy and myocardial uptake of Gallium-67. Circulation 64: 780–786

O'Connel JB, Henkin RE, Robinson JA et al (1984) Gallium-67 imaging in patients with dilated cardiomyopathy and biopsy-proven myocarditis. Circulation 70: 58–62

O'Donnel JK, Go RT, MacIntyre WJ, Napoli CA et al (1983) Ga-67 emission tomography in the detection of suspected pulmonary lesions. J Nucl Med (Abstr) 24: 114

O'Mara, Griffiths HJ (1982) An integrated imaging approach to osseous disease. In: Nuclear medicine and biology advances. Pergamon, Oxford

O'Mara RE, Wilson GA, Burke AM (1982) The role of nuclear imaging in osteomyelitis. In: Nuclear medicine and biology advances. Pergamon, Oxford

Oster ZH, Larson SM, Wagner HN (1976) Possible enhancement of Ga-67 citrate imaging by iron dextran. J Nucl Med 22: 710–719

Oster ZH, Som P, Sacker DF et al (1980) The effects of desferoxamine mesylate on gallium-67 distribution in normal and abscess-bearing animals: concise communication. J Nucl Med 21: 424–425

Page CP, Coltman CA, Robertson HD et al (1980) Candidal abscess of the spleen in patients with acute leukemia. Surg Gynecol Obstet 151: 604–608

Palermo F, Patrese P (1974) Detection of neoplastic lesions with radiogallium (Ga-67 citrate). Radiol Clin Biol 43: 509

Pannier R, Verlinde I, Puspowidjono I et al (1982) Role of gallium 67 thoracic scintigraphy in the diagnosis and staging of patients suspected of bronchial carcinoma. Thorax 37: 264–269

Parikh SJ, Peters JC, Kihm RH (1982) Abdominal and pelvic abscesses: Computed tomography diagnosis. Comput Radiol 6: 99–108

Paterson AHG, McReady MV (1975) Tumor imaging radiopharmaceuticals. Br J Radiol 48: 520

Pecking A, Najean Y, Renault P (1981) Détection des metastases de tumeurs mélaniques. Valeur des méthodes isotopiques. Nouv Presse Méd 10: 885–892

Pelosi MA, D'Amico RJ, Appuzio J et al (1981) Clinical evaluation of Gallium-67 citrate scanning in noninflammatory and nonmalignant pelvis conditions. Diagn Gynecol Obstet 3(2) 131–135

Peters JC, Desai KK (1983) CT demonstration of postpneumonectomy tumor recurrence. Am J Roentgenol 141: 259–262

Phillips BA, Cooper KR, Fratkin J (1983) Effect of bronchoscopy on localization of Gallium[67] citrate. Am Rev Respir Dis 127: 342–343

Popa N, Lens E, Dubois JL et al (1982) Positive ^{67}Ga-citrate scintigraphy: Vertebral, satellite lymph node and gallbladder foci in a case of gastroenteritis with salmonella. Eur J Nucl Med 7: 137–140

Rao BR, Gerber FH, Greaney RB et al (1981) Gallium-67 citrate imaging of pyomyositis. J Nucl Med 22: 836–837

Rashad FA, Miraldi FD, Bellon EM (1979) Gallium-67 uptake in tuberous sclerosis. Clin Nucl Med 4: 242–243

Rayudu GVS, Abril ME, Ali A et al (1982) ^{67}Ga-complexes versus ^{67}Ga-citrate in tumor localization. In: Nuclear medicine and biology advances. Pergamon, Oxford, pp 670–672

Reeves WC, Jackson GL, Flickinger FW et al (1981) Radionuclide imaging of experimental myocarditis. Circulation 63: 640–644

Reines HD, Khoury N, Spicer KM (1982) The efficacy of Gallium scanning for diagnosis and treatment of intraabdominal abscess. Am Surg 48: 59–62

Reiter B, Brock JH, Steel ED (1975) Inhibition of Escherichia coli by bovine colostrum and postcolostral milk. II. bacteriostatic effect of lactoferrin on an serum susceptible and serum resistant strain of E. coli. Immunology 28: 83–95

Rheingold OJ, Tedesco FJ, Block FE et al (1979) (^{67}Ga) Citrate scintiscanning in active inflammatory bowel disease. Dig Dis Sci 24: 363–368

Richman SD, Levenson SM, Bunn PA et al (1975) ^{67}Ga-accumulation in pulmonary lesions associated with bleomycin toxicity. Cancer 36: 1966–1972

Robillard H, Couette JE, Brune D et al (1982) Quantitative scanning using gallium-67 citrate and technetium-99m pyrophosphate in 51 total hip prothesis reoperations. In: Nuclear medicine and biology advances. Pergamon, Oxford, pp 870–872

Robinson JA, O'Connel J, Herkin RE et al (1979) Gallium-67 imaging in cardiomyopathy. Ann Intern Med 90: 198–199

Rövekamp MH, Van der Schoot JB, Brummelkamp WH (1981) Indium-111 labelled leucocyte scintigraphy in diagnosis of inflammatory disease. J Nucl Med (Abstr) 22: 56

Rohatgi PR (1981) Cutaneus localization of Ga-67 in systemic sarcoidosis. Clin Nucl Med 6: 109–111

Rosenfield AT, Glickman MG, Taylor KJW et al (1979) Acute focal bacterial nephritis (acute lobar nephronia). Radiology 132: 553–561

Rosenthall L, Lisbona R, Hernandes M et al (1979) ^{99m}Tc-PP and ^{67}Ga imaging following insertion of orthopedic devices. Radiology 133: 717–721

Rosenthall L, Kloiber R, Damtew B et al (1982) Sequential use of radiophosphate and radiogallium imaging in the differential diagnosis of bone, joint and soft tissue infection: Quantitative analysis. Diagn Imaging 51: 249–258

Rossi G, Focacci C, Greco F (1977) A radioisotopic method of evaluating the response to calcitonin therapy in Paget's disease. Radiol Diagn (Berl) 18: 407–411

Rubery ED, Coakley AJ, Cambridge UK (1980) Early detection of lung toxicity after Bleomycin therapy. Cancer Treat Rep 64: 732–734

Rubinson HA, Isikoff MB, Hill MC (1980) Diagnostic imaging of hepatic abscesses: A retrospective analysis. AJR 135: 757–740

Rudland PS, Durbin H, Cligan D et al (1977) Iron salts and transferrin are specifically required for cell division of cultured 3T6 cells. Biophys Res Commun 75: 556–562

Russin LD, Staab EV (1976) Unusual bone-scan in inflammatory osseous disease. Semin Nucl Med 17: 617–619

Russin LD, Staab EV (1977) Radionuclide Imaging of Intestinal Infarction. Radiology 122: 171–172

Salit IE, Detsky AS, Simor AE et al (1983) Gallium-67 scanning in the diagnosis of postoperative sternal osteomyelitis: Concise communication. J Nucl Med 24: 1001–1004

Samuel DJ, Yeh SH, Rosen G et al (1982) Gallium scans in Paget's sarcoma. Clin Nucl Med 12: 546

Sarkar S, Nacianceno S, Joseph R et al (1978) Ga-67-citrate scanning in the detection of inflammatory disease of the colon. J Nucl Med 19: 733

Sarkar AD, Ravikrishnan KP, Woodbury DH (1979) Gallium-67 citrate scanning – A new adjunct in the detection and follow-up of extrapulmonary tuberculosis: Concise communication. J Nucl Med 20: 833–836

Sasaki T, Kojima, Kubodera A (1982) Uptake of ^{67}Ga in the heart of rats treated with Isoproterenol. Eur J Nucl Med 7: 545–548

Sauerbrunn BJL, Andrews GA, Hubner GF (1978) Ga-67 citrate imaging in tumor of the genitorurinary tract: Report of cooperative study. J Nucl Med 19: 470

Saverymuttu S, Peters AM, Hodgson HJF et al (1983) III-Indium granulocyte scanning and quantitative faecal excretion in the assessment of inflammatory bowel disease. J Nucl Med (Abstr) 24: 79

Schauwecker DS, Baker MK, Burt RW et al (1983 a) Evaluation of post operative sternum with Ga-67 and Te-99m medronate. J Nucl Med (Abstr) 24: 85

Schauwecker DS, Mock BH, Wellman HN et al (1983 b) Comparison of In-111 acetylacetone labelled granulocytes, Ga-67 citrate, and 3-phase MDP skeletal imaging in complicated osteomyelitis. J Nucl Med (Abstr) 24: 64

Schermuly W, Sonnentag W (1982) Die Beurteilung der Sarkoidoseaktivität anhand röntgendiagnostischer und szintigraphischer Methoden. ROEFO 136, 1: 49–55

Schoenberger CI, Line BR, Keogh BA et al (1982) Lung inflammation in sarcoidosis: comparison of serum angiotensin-converting enzyme levels with bronchoalveolar lavage and gallium-67 scanning assessment of the T lymphocyte alveolitis. Thorax 37: 19–25

Schroth HJ, Muller KP, Berberich R et al (1979) The application of radioactive labelled leucocytes for the proof of inflammations. Eur J Nucl Med 4: 359–363

Seabold JE, Votaw ML, Keyes J (1976) Gallium citrate Ga 67 scanning. Clinical usefulness in lymphoma patients. Arch Intern Med 136: 1370–1374

Senga O, Miyakawa M, Shirota H et al (1982) Comparison of TI-201 Chloride and Ga-67 citrate scintigraphy in the diagnosis of thyroid tumor: Concise communication. J Nucl Med 23: 225–228

Sephton RG, Harris AW (1974) Gallium-67 citrate uptake by cultured tumor cells, stimulated by serum transferrin. J Natl Cancer Inst 54: 1263

Sephton RG, Abrew SDe (1979) Effects of Desferrioxamine on ^{67}Ga distributions in Tumor-bearing Mice. Proc Soc Exp Biol Med 161: 3 402–06

Sfakianakis GN, Botero-Uribe, Scott G et al (1982) Clinical experience with gallium scintigraphy and a gamma camera in children with suspected sepsis. J Nucl Med (Abstr) 23: 98

Sfakianakis GN, Al-Sheikh W, Heal A et al (1982) Comparisons of scintigraphy with In-111 leucocytes and Ga-67 in the diagnosis of occult sepsis. J Nucl Med 23: 618–626

Sfakianakis G, Al-Sheikh W, Spoliansky G et al (1983) Correlation of In-111-leucocyte (In-WBC) and Gallium-67 (Ga-67) scintigraphy with transmission computerized tomography (CT), ultrasonography (US) and plane radiography (R) in the diagnosis of focal infection. J Nucl Med (Abstr) 24: 38

Shafer RB, Marlette JM, Browne GA et al (1981) The role of Tc-99m, phosphate complexes and Gallium-67 in the diagnosis and management of maxillofacial disease: concise communication. J Nucl Med 22: 8–11

Shahrokh J, Levine BW, McKusick KA (1979) Serial ^{67}Ga lung scanning in pulmonary eosinophilic granuloma. Thorax 34: 822–823

Sheakley ML, Condon SM, Ricciardone et al (1982) Comparison of square hole and hexagonal foil collimators (Abstr) Scientific and Commercial Exhibits 29th Annual Meeting, Society of Nuclear Medicine

Shimshak RS, Korobkin M, Hoffer PB et al (1978) Complementary role of Ga^{67} imaging and CT in evaluation of suspected abdominal infection. J Nucl Med 19: 262–269

Shinohara H, Koga Y (1981) Ga-67 imaging with scintillation camera: The selection of collimator. J Nucl Med 22: 169–176

Shukla SK, Castelli L, Blotta I et al (1982) Mechanism of gallium-67 uptake in tumors. In: Höfer R (Hrsg) Radioaktive Isotope in Klinik und Forschung. Egermann, Wien

Siemsen JK, Sargent EM, Grebe SF et al (1974) Pulmonary concentration of ^{67}Ga in pneumoconiosis. Radiology 120: 815–820

Siemsen JK, Grebe SF, Sargent EN et al (1976) Gallium-67 scintigraphy of pulmonary diseases as a complement to radiography. Radiology 118: 371–375

Siemsen JK, Grebe SF, Waxmann AD (1978) The use of Gallium-67 in pulmonary disorders. Semin Nucl Med 1978; 8: 235–49

Silberstein EB, Fernandez-Ulloa M, Hall J (1981) Are oral catharics of value in optimizing the gallium scan? Concise communication. J Nucl Med 22: 424–427

Silver TM, Kass EJ, Thornbury et al (1976) The radiological spectrum of acute pyelonephritis in adults and adolescents. Radiology 118: 65–71

Singer C, Kaplan MH, Armstrong D (1977) Bacteremia and fungemia complicating neoplastic disease; a study of 364 cases. Am J Med 62: 731

Smith FW, Pocklington TK, Oliver HB et al (1982) Clinical and laboratory investigations of the effects of hyperferraemia on 67-gallium citrate uptake in humans. In: Raynaud C (Hsg) Nuclear medicine and biology advances. Pergamon, Oxford, pp 675–677

Smith JB, Boyd MR (1982) Instrument of choise for Ga-67 imaging. (Abstr). Scientific and Commercial Exhibits 29th Annual Meeting, Society of Nuclear Medicine

Smith PW, Petersen RJ, Ferlic RM (1979) Gallium scan in sternal osteomyelitis. AJR 132: 840–841

Smith WP, Robinson RG, Gobuty AH (1979) Positive whole-body Ga-67 scintigraphy in dermatomyositis. Am J Roentgenol 133: 126–129

Sorek M, Rom WN, Goldsmith SJ (1978) Gallium-67 citrate in the staging of diffuse pleural mesothelioma. J Nucl Med (Abstr) 19: 692

Spies SM, Meyers SN, Barresi V et al (1977) A case of myocardial abscess evaluated by radionuclide techniques: a case report. J Nucl Med 18: 1089–1090

Staab EV, McCartney WH (1978) Role of Gallium 67 in inflammatory disease. Sem Nucl Med 8: 219–234

Stadalnik RC, Goldstein E, Hoeprich PD et al (1980) Diagnostic value of Gallium and bone scans in evaluation of extrapulmonary coccidioidal lesions. Am Rev Respir Dis 121: 673–676

Steinling M, Coequyt S, Brion M et al (1981) Fast diagnosis (6 h) of clinically silent pyonephrosis by combined use of ^{99m}-Tc MDP and ^{67}Ga citrate. Eur J Nucl Med 6: 379–381

Stephen RT, Gelfand MJ, Burn GS et al (1983) Radiation absorbed-dose estimates for the liver, spleen, and metaphyseal growth complexes in children undergoing Gallium-67 citrate scanning. Radiology 146: 817–820

Strain JE, Fine EJ, Grose RM et al (1983) Comparison of myocardial biopsy and gallium-67 imaging for diagnostic myocarditis. Circulation (Abstr) 68: III-208

Strashun AM, Nejatheim M, Goldsmith SJ (1984) Malignant external otitis: Early scintigraphic detection. Radiology 150: 541

Sugawara T, Tanaka O, Iguchi H (1981) Clinical usefullness of ^{67}Ga uptake ratio measurement in lung cancer. Nippon Acta Radiol 41: 539–543

Sullivan DC, Rosenfield NS, Ogden J et al (1980) Problems in the scintigraphic detection of osteomyelitis in children. Radiology 135: 731–736

Suzuki T, Honjo I, Hamamoto K et al (1971) Positive scintiphotography of cancer of the liver with Ga^{67} citrate. AJR 113: 92

Suzuki T, Matsumoto Y, Manabe T et al (1974) Serum alpha-fetoprotein and Ga^{67}-citrate uptake in hepatoma. AJR 120: 627

Swartzendruber DC, Nelson B, Hayes RL (1971) Gallium-67 localization in lysosomal-like granules of leukemic and nonleukemic murine tissues. J Natl Cancer Inst 46: 941

Swartzendruber DC, Idoyaga-Vargas NL (1973) Localization of gallium-67 in peritoneal cells by electron microscopic autoradiography. In: Proceedings of 31st Annual Meeting of Electron Microscopy Society of America. Arceneaus CG (ed) BatonRouge, Claitor's Publishing Division, pp 404–405

Tabak L, Madel ID, Karlan D et al (1978) Alteration in lactoferrin in salivary gland disease. J Dent Res 57: 43–47

Taillefer R, Dionne D (1983) Gallium-67 uptake by the heart. Semin Nucl Med 2: 176–178

Teates CD, Hunter JD (1975) Gallium scanning as a screening test for inflammatory lesions. Radiology 116: 383–387

Teates CD, Bray ST, Williamson BRJ (1978) Tumor detection with ^{67}Ga-citrate: A literature survey (1970–1978). Clin Nucl Med 3: 456–460

Tedesco FJ, Coleman RE, Siegal BA (1976) Gallium citrate Ga-67 accumulation in pseudomembranes colitis. JAMA 235: 59–60

Thadepalli H, Rambhatla K, Mishkin FS et al (1978) Correlation of microbiologic findings and gallium-67 scans in patients with pulmonary infections. Chest 72: 442–448

Thrall JH, Geslien GE, Corcoron RJ et al (1975) Abnormal radionuclide deposition patterns adjacent to focal skeletal lesions. Radiology 115: 659–663

Tight RR, Siddiqui AR (1981) Leucocyte and ^{67}Ga-citrate dynamics in experimental subcutaneous streptococcus faecalis infections. Radiology 140: 187

Tonami N, Aburano T, Hisada K (1975) Comparison of AFP radioimmunoassay method and liver scanning for detecting primary hepatic cell carcinoma. Cancer 36: 466

Trackler RT, Miller KE, Sutherland DH et al (1976) Childhood pelvic osteomyelitis presenting as a „cold" lesion on bone scan: case report. J Nucl Med 17: 620–622

Tsan M-F (1978) Studies on gallium accumulation in inflammatory lesions: III. Roles of polymorphonuclear leucocytes and bacteria. J Nucl Med 19: 492–495

Tsan M-F, Chen WY, Scheffel U et al (1978) Studies on gallium accumulation in inflammatory lesions: I. Gallium uptake by human polymorphonuclear leucocytes. J Nucl Med 19: 36–43

Turner DA, Ali A, Fordham EW et al (1982) Re: Are oral cathartics of value in optimizing the Gallium scan? Concise communication. J Nucl Med (Abstr) 23: 80–81

Tzen KY, Oster ZH, Wagner HN et al (1980) Role of iron-binding proteins and enhanced capillary permeability on the accumulation of Gallium-67. J Nucl Med 21: 31–35

Van der Schoot JB, Van Marle-Van der Goot M, Froen AS et al (1973) Gallium 67 scintigraphy in benign lung disease. In: Medical Radioisotope Scintigraphy 1972. Proceedings of a Symposium. Vienna: Internal Atomic Energy Agency, 1973

Van Heerden PDR, Klopper JF (1981) The diagnosis of sarcoidosis with Gallium-67. S Afr Med J 59: 265–266

Van Unnik JG, Van Royen EA, Alberts C et al (1983) A method of quantitative ^{67}Ga- scintigraphy in the evaluation of pulmonary sarcoidosis. Eur J Nucl Med 8: 351–353

Verma RC, Ramanna L, Weber MM (1978) Comprehensive review of gallium scanning for inflammatory lesions. J Nucl Med (Abstr.) 19: 734

Vivian GC, Milla PJ, Gordon I (1983) The value of Indium-111 WBS scanning in inflammatory bowel disease in Childhood. J Nucl Med (Abstr) 24: 32–33

Waxmann AD, Siemsen JK (1975) Gallium gallbladder scanning in cholecystitis. J Nucl Med 16: 148

Waxmann AD, Ducker S, McKee D et al (1977) Evaluation of ^{99m}Tc diphosphonate kinetics and bone scans in patients with Paget's disease before and after calcitonin treatment. Radiology 125: 761–764

Waxmann AD, McKee D, Siemsen JK et al (1980a) Gallium scanning in Paget's disease of bone: Effect of calcitonin. AJR 134: 303–306

Waxmann AD, Richmond R, Juttner H et al (1980b) Correlation of contrast angiography and histologic pattern with Gallium-uptake in primary livercell carcinoma: Noncorrelation with alpha-feto protein. Concise communication. J Nucl Med 21: 324–327

Waxmann AD, Siemsen JK, Levine AM et al (1981) Radiographic and radionuclide imaging in multiple myeloma: The role of Gallium scintigraphy: Concise Communication. J Nucl Med 22: 232–236

Waxman A, Ramanna L, Berman D et al (1982) A method for increasing the sensitivity of gallium scintigraphy in the detection of mediastinal metastasis in patients with primary bronchogenic carcinoma. J Nucl Med (Abstr) 23: 98

Waxman A, Van Train K, Garcia E et al (1983) Quantitation of pulmonary gallium uptake in patients with interstitial lung disease using emission computed tomography. J Nucl Med (Abstr) 24: 114

Weiner R, Hoffer PB, Thakur ML (1981) Lactoferrin: Its role as a Ga-67-binding protein in polymorphonuclear leucocytes. J Nucl Med 22: 32–37

Weiss W (1978) Klinische Relevanz der Alpha-1-Fetoprotein(AFP)-Bestimmung im Serum. Onkologie 1: 6–14

Wentz D, Grebe SF, Platt H (1973) Gallium-67-Szintigraphie in der Differentialdiagnostik der Lungenerkrankungen. Pneumonologie 149: 275

Werff van der, Dudley HC (1954) Clinical investigation on the use of radioactive gallium (^{66}Ga and ^{67}Ga) in bone diseases. Acta Radiol [Diagn] (Stockh) 41: 343–347

Whitley NO, Shatney CH (1983) Diagnosis of abdominal abscesses in patients with major trauma: The use of computed tomography. Radiology 147: 179–183

Winchell HS (1976) Mechanisms for localization of radiopharmaceuticals in neoplasms. Semin Nucl Med 6: 371

Winchell HS, Sanchez PD, Watanabe CK et al (1970) Visualization of tumors in humans using ^{67}Ga-citrate and the anger whole-body scanner, scintillation camera and tomographic scanner. J Nucl Med 11: 459

Wiseman J, Rouleau J, Rigo P et al (1976) Gallium-67 myocardial imaging for the detection of bacterial endocarditis. Radiology 120: 135–138

Witek JT, Rosenthal D (1977) Gallium scanning in nonpyogenic inflammation. Appl Radiol 6: 229–234

Wood BC, Sharma JN, Germann DR et al (1978) Gallium citrate Ga 67 imaging in noninfectious interstitial nephritis. Arch Intern Med 138: 1665–1666

Wray TM, Bryant RE, Killen DA (1973) Sternal osteomyelitis and costochondritis after median sternotomy. J Thorac Cardiovasc Surg 65: 227–233

Wright DC, Pizzo PA, Jones AE et al (1979) Studies of ^{67}gallium uptake at sites of neutrophil exudation. Clin Res (Abstr) 27: 360A

Yang S, Alderson PO, Kaizer HA et al (1979) Serial Ga-67 citrate imaging in children with neoplastic disease: Concise communication. J Nucl Med 20: 210–214

Yeh SH, Wang SJ, Chu LS (1982) Ga-67 scanning in the detection and localization of suppurative cholangitis complicating intrahepatic lithiasis. In: Raynaud C (Hsg) Nuclear medicine and biology advances. Pergamon, Oxford, pp 2847–2850

Yeh SDJ, Rosen G, Caparros B et al (1983) Semiquantitative gallium scintigraphy in patients with osteogenic sarcoma. J Nucl Med (Abstr) 24: 112

Yui N, Akiyama Y (1982) Emission computed tomography using Gallium-67 citrate in the diagnosis of malignant tumor. In: Raynaud C (Hsg) Nuclear medicine and biology advances. Pergamon, Oxford, pp 170–173

Zazarro PF, Bosworth JE, Schneider V et al (1980) Gallium scanning in malignant fibrous histiocytoma. AJR 135: 775–779

Zeman RK, Ryerson TW (1977) The value of bowel preparation in Ga-67 citrate scanning: Concise communication. J Nucl Med 18: 886–889

Sachverzeichnis

Frontiers in European Radiology

Editors-in-Chief:
**A.L.Baert, E.Boijsen,
W.A.Fuchs,
F.H.W.Heuck**

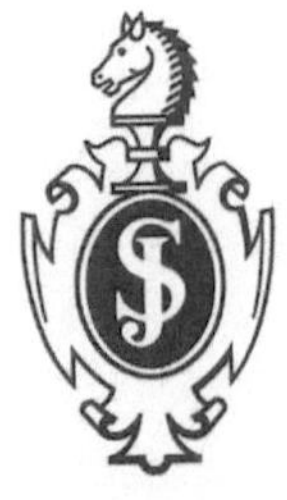

Springer-Verlag
Berlin
Heidelberg
New York
Tokyo

Volume 4

1984. 82 figures in 144 separate illustrations. I, 158 pages
Hard cover DM 86,-. ISBN 3-540-13410-7

Contents: Therapeutic Angiography in Neuroradiology: Clinical Objectives and Results. – Densitometric Investigations of Renal Perfusion by Dynamic X-Ray Computed Tomography. – Percutaneous Transhepatic Drainage: Technique, Results, and Special Applications. – Videodensitometric Measurements of the Blood Flow in the Model Circulation and in the Iliac Arteries: Methodological Investigations.

Volume 3

1984. 80 figures in 143 separate illustrations. III, 136 pages
Hard cover DM 90,-. ISBN 3-540-11446-7

Contents: Modern Evaluation of the Sella Turcica. – Clinical Experience with Digital Subtraction Angiography. – Brain Ultrasonography in the Infant: A Review. – An Integrated 3-D Image of Cerebral Blood Vessels and CT View of Tumor. – Pulmonary Edema and Shock Lung: Roentgenographic Observations on Pathologic Fine Structure of the Lung.

Volume 2

1982. 70 figures in 84 separate illustrations. V, 103 pages
Hard cover DM 60,-. ISBN 3-540-11349-5

Contents: NMR as an Imaging Method. – Initial Clinical Experience with NMR Imaging. – NMR Imaging of the Liver and Kidney. – Digital Fluorography. – Digital Radiography. – Digital Subtraction Arteriography (DSA). – Digital Subtraction Angiography: Cleveland Clinic Experience.

Volume 1

1982. 113 figures in 187 separate illustrations. V, 170 pages
Hard cover DM 82,-. ISBN 3-540-10753-3

Contents: Percutaneous Extraction of Renal Calculi. – Percutaneous Nephropyelostomy and Endo-Urological Manipulations. – Transhepatic Portal Catheterization with Pancreatic Venous Sampling Versus Angiography in the Localization of Pancreatic Functioning Tumors. – New Topics in Embolization. Effects of Central, Peripheral or Capillary Occlusion Type in Animal Models Simulating Tumor Embolization. – Electric Transcatheter Vascular Obliteration: Electrothrombosis. – Electrolysis or Electrocoagulation. – Manufacturing-Derived Impurities in Angiography. – Digital Radiography Using a Computed Tomography Instrument.